糖尿病治療革命

ミトコンドリア及び4つの健康ホルモン

ファーストメッセンジャー

本当の「健康」そして「長寿」に

医療法人 健身会 理事長
医学博士 周東 寛 著

はじめに

運動と食事が重要な「4つの健康ホルモン」それを根底で支えるのがミトコンドリア

［1］

2024年10月刊の『健康生活習慣は4つの健康ホルモン　やはり運動と食事が重要だった!!』で、「4つの健康ホルモン」と「運動」、「食事」が重要であることを改めて提言しました。これらは、ファーストメッセンジャーです。

それと同時に、「サイクリックAMPを増やすことが一番大切である」ことも訴えました。これを中心に、ほかの4つを合わせてセカンドメッセンジャーとし、これが細胞内で働くことで細胞は健康になっていくと認識しました。

また、「空腹時には、まずタンパク質を摂る」ことが大切であることも述べました。

書く順序が次のようなっていて、「４つの健康ホルモン」の重要性を説明するために、「インスリン分子には２本の枝がある」など、インスリン分子に関する説明が多くなったため、全体の趣旨が分かりにくくなったようです。


「健康生活習慣は４つの健康ホルモン　やはり運動と食事が重要だった!!」

「細胞内サイクリックＡＭＰを増やすことが一番大切」

「空腹時には、３分間以上の筋トレの後、タンパク質を摂る」

「細胞外サイクリックＡＭＰは、筋肉の代謝まで得られ、全身に供給される」


そこで、「空腹時には、筋トレをし、その後にタンパク質を摂る」ことで、「４つの健康ホルモン」が分泌されやすくなり、その「４つの健康ホルモン」の質と効率を高めるために「サイクリックＡＭＰを増やすことが一番大切」だという順序に直しました。

流れを分かりやすくするために、それぞれの項目の内容を増減させました。

健康生活習慣を築くうえで、とても大切なことなので、どうか最後までお付き合いくださいませ。

［2］

私はこれまで、糖尿病罹患者にまったく同じ薬物治療を行っても、治療効果に大きな差があるのは、「食べ過ぎ」と「適度な運動をしない」ことによる「インスリンの質の変化」であることが多いということを、主張してきました。

「完熟インスリン」と「未熟インスリン（＝プロインスリン）」との「インスリンの質」の違いに焦点を当てると、ミトコンドリアのATP産出不足およびインクレチン作用不足につながります。

そして、それがさらにATPからサイクリックAMPへの変換不足に結びつき、インスリンホルモン分泌顆粒の増幅不良に至り、糖尿病患者それぞれの「インスリンの質」の違いになったと、私は考えてきました。

そうして、生活習慣の違い（食べ過ぎと適度な運動をしない）が、一人一人の体内でインスリンの質と量の差を生み出し、その影響で病態が悪化していくという、理論を提唱するに至ったのです。

インスリンの質の悪化、それに不良のインスリンの量が多過ぎることが、体細胞の感受性低下（ダウンレギュレーション）をもたらし、糖尿病罹患者の治療効果や改善の程度に差をもたらした。しかも合併症が多い原因ともなっているとも、提唱してきました。

空腹を感じたら二〇分ほど我慢してください。空腹を感じ、エネルギーが必要と感じれば、細胞内でミトコンドリアの分裂が盛んになります。ミトコンドリアにはエネルギーを増やさなければならないという使命感があるからでしょう。

そのため、空腹の二〇分後に筋トレをすれば、分裂したばかりの若いミトコンドリアが、活性を高めてくれます。

ミトコンドリアにさらに追い打ちをかけるべく筋トレをすれば、エネルギー産生がより一層求められるので、そこにすかさずタンパク質を補給するのです。

空腹時にほんの少し筋トレをした後は、卵などのタンパク質を摂りましょう。

インクレチンの分泌が増えます。腸管細胞のなかのK細胞、L細胞が刺激されるからです。

このことによるインクレチンの増量が、細胞のレセプターを通じて細胞内に入り、アデニル酸シクラーゼという酵素を活性化させ、これによりミトコンドリアのATPをサイクリックAMPに変換してくれるのです。


今年の冬は寒さが厳しいのですが、ミトコンドリアを増やすにはとてもいいことです。寒いなあと感じ、その寒さを我慢しているとき、あなたの身体の内部で、エネルギーを増やそうと一生懸命に頑張っています。

1、寒さを我慢する

①冷たい水を足元から膝までかける

②サウナ後に水をかぶる
③岩盤浴後にしっかりクーリングを行う

2、空腹時は絶好のチャンス

①空腹を20～30分間我慢する
②空腹時に3分間筋トレをする
③空腹時の筋トレ3分間以上の後に、高タンパクを摂りましょう

ほんの少しの時間と努力をかけて右記のことをしましょう。健康なミトコンドリアが盛んに分裂をし始めます。そのことにより、元気で若いミトコンドリアが増え、とくに四つの健康ホルモンの質が高まります。

そのことを、本文で詳しく述べます。

二〇二五年三月

周東 寛

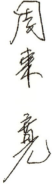

目次

15　褐色脂肪細胞から分泌される「アディポネクチン」が動脈硬化を防ぐ

糖尿病治療革命
ミトコンドリア及び４つの健康ホルモン
ファーストメッセンジャー
本当の「健康」そして「長寿」に

1

「最初に野菜を食べる」は、これまでの賢い食べ方

野菜から食べると糖の吸収が緩やかになります

食事については、食べるものの順序が大切で、基本は「野菜から食べる」ことであることは、よく知られています。食物繊維を最初に摂取することで、血糖値の急上昇を抑えることができるからです。

ご飯やパンや麺、あるいは果物などの糖質を多く含む食品を最初に食べると、イン

スリンが過剰に分泌されてしまいます。その過剰に分泌されたインスリンによって、摂取した糖の多くが脂肪に変えられてしまい、体内に蓄積されてしまいます。

だから、野菜を先に食べて、野菜の食物繊維でもって、のちに食べることになるタンパク質、それに**ご飯やパンなどの糖質の摂取を妨害**します。

そうして、脂肪として体内に蓄積されるのを、できるだけ少なくするわけです。


これはまさにそのとおりなのですが、医学の進歩とそれに付随する医療の進歩によって、もっとしっかり糖尿病および糖尿病予備軍の患者さんを改善させることができるようになりました。

その最新の糖尿病および糖尿病予備軍の改善方法に、ミトコンドリアに関する研究を加えることで、より効果的に、劇的に、糖尿病および糖尿病予備軍を改善させることができるようになりました。ミトコンドリアに関する研究は、私が博士論文を書いていた研修医のころから現在に至るまで、おおよそ半世紀近くになります。

インクレチンを効果的に増やすタンパク質を食べる

最近の研究では、空腹時に運動してから、最初に食べるべきものは、肉、魚、卵、大豆製品などのタンパク質です。タンパク質を先に食べると「インクレチン」を効果的に分泌してくれます。

筋肉は運動の仕方によって、働きが変化します。筋トレを行えば、内分泌臓器に変わります。有酸素運動すれば、代謝臓器に変わります。

また小麦粉のタンパク質であるグルテンが、ミトコンドリアの宿敵であることもわかってきました。

空腹時にタンパク質を食べて、腸管の細胞を刺激して、インクレチンを増やす。

その後に、野菜を食べて糖の吸収を抑制する。

これが、食事療法のナイスペアとなります。

最後に「主食（糖質）」を摂る

最後に摂取するのがご飯やパン、麺類といった主食です。これらはファーストメッセンジャーです。

このことにより、タンパク質、食物繊維、汁物、糖質という順序で、消化、吸収が進み、糖の吸収速度が緩やかになります。血糖値の上昇も緩やかになり、インスリン分泌が過剰になることもありません。果物はこの後に食べてください。

「野菜から食べると食事法」では、次のことにご注意ください

食物繊維を摂りすぎると、消化吸収を不良にしすぎて、胃腸に大きな負担がかかってしまいます。胃腸の負担が大きくなると、消化不良を引き起こす危険性があるので、適量を守りましょう。

主食には糖質が多く含まれているからといって、全く摂らないとエネルギー不足になってしまいます。主食についても適量を守りましょう。

このことと関連するのですが、「食べる順序」とともに、栄養バランスが整った食事を心がけましょう。

空腹時にタンパク質を摂るという食習慣は、世界のどこにもなかった

次に、私は新「健康生活習慣」の食べ方として、空腹時に、まずタンパク質を摂ることを、お薦めするのですが、古今東西「空腹時に、まずタンパク質を摂る」などという食習慣はありませんでした。

2
空腹時には、まずタンパク質を摂ろう

空腹時に、まずタンパク質を摂るのが、新「健康生活習慣」の食べ方

新「健康生活習慣」の食べ方は、空腹時には、まずタンパク質を摂ります。空腹時に「チータマ（チーズとゆで卵）」と、１００cc以上のお水もどうぞ。このことにより、インクレチン（これもホルモンです）が、すぐに分泌され、増えます。

この腸管ホルモンのインクレチンは、全身のそれぞれの細胞で産生されるホルモンを、より一層「良質なホルモン」にしてくれます。

食事の最初にタンパク質を摂り、インクレチンを十分に分泌してもらうのは、インクレチンに、さまざまなホルモンの質を高める力があるからです。

空腹時の「チータマ（チーズとゆで卵）」が腸管に到達して、インクレチンがたくさん産生された後に、続けて野菜を摂取して、さらに炭水化物を食べると血糖が上昇して、血糖反応性にインクレチンがさらに増えるので「質の良いインスリン」がどんどん増えることになります。

そのことにより、糖尿病になりやすい体質そのものが改善されます。すでに糖尿病になってしまっている方は、糖尿病合併症の進行がストップします。

空腹時のタンパク質の摂取により、インスリンをはじめとする「すべてのホルモンの質」を高めることができることに気づいた（論文により）

糖尿病の治療を数多く行っていたときに、空腹時にタンパク質を摂ることにより、インクレチンを分泌させ、インスリンをはじめとするすべてのホルモンの質を高めさせることができる、ということに気づきました。

2型糖尿病の治療は、食事療法と運動療法を基本とし、改善が見られない場合には、薬物療法が追加されるのが通常です。

それと同時に、薬物の効果は、食事療法と運動療法の併用（特に運動療法）によって大きく発揮されるということが、他の臨床研究で報告されています。

そのこともあって、2型糖尿病が早期に発見されると、多くの症例でこの治療法による治療が行われています。

また罹病期間が長いほど、薬物の治療効果が低下し、さらに処方する前に健康生活を見直し、食事療法と運動療法の強化が必要であることを、私は強調してきました。

薬物療法によって、それ以上の改善が見られないときには、食事療法と運動療法を強化し、「4つの健康ホルモン」の分泌を増やすなどのスキルをつくる必要があるということでもあります。

またこれらをしっかり実施し、2型糖尿病を完治させた患者がどんどん現れ、**「糖尿病治療革命」**が起きたのです。

高インスリン状態であるのに血糖が降下しないのは「インスリンの質」が低下していることにも気づいた

糖尿病の診断において、75g OGTTを実施すると、高インスリン血症状態を示す症例が多くありました。

高インスリン血症状態をそのままにしていると、膵β細胞の疲弊および減少によるインスリン分泌の低下から、最終的にはインスリン分泌不全に陥ってしまいます。

なかには高インスリン状態であるのに血糖（血液内の糖）が降下せず、糖尿病合併症になってしまいそうな患者さんもおられました。

高インスリン状態であるのに、血糖が降下しない、高血糖状態が続く。なぜなのか。

分泌されている「インスリンの質」が低下しているからではないか。

これが、長らくあれこれ考えたうえでの私の結論でした。

そこでそのような観点から、長期にわたり糖尿病体質が改善しないこと、症例に対してより効果的でかつ副作用がない糖尿病体質の治療法を研究し、発表もしました。

分泌されている「インスリンの質」が低下する、あるいは「インスリンの質」が変化する原因は、大きくは以下の二つです。

食べ過ぎ

適度な運動をしない（運動不足）

この二つを含む「生活習慣」のためである、とも主張してきました。

3

筋トレは「残骸インスリン」除去の唯一の方法

「残骸インスリン」は、私が名付けました

「インスリンの質」の研究を行っていたときに、「残存インスリン」は、「残骸インスリン」と呼んだほうが実態にふさわしいと、私が名付けました。

「残骸インスリン」は、「高インスリン血症」の理論で、「よく食べて、適度な運動をする習慣のない人」に多く認められます。

75ｇＯＧＴＴをすれば、発見できます。食後のインスリンを測定しても、この体質を発見することができます。

日々適度な運動を行う

2型糖尿病の治療は、食事療法と運動療法を基本とし、改善が見られない場合には、薬物療法が追加されるのが通常です。これは、じつは2型糖尿病に限らず多くの疾病、とくに生活習慣病について言えることです。

生活習慣病で、クリニックや病院を受診されたときに、すぐに薬が処方されるのは、とりあえず症状を改善させるための処置ということでしょう。生活習慣に問題があったから生活習慣病になったので、生活習慣病を根治するためには、食事と運動を主とする生活習慣を改善することです。

食事については、空腹時には、まずタンパク質を摂る、ということを申し上げました。

運動については、適度な運動を日々行うということです。

エネルギー代謝にかかわれず、細胞増殖ばかりする残骸インスリンが糖尿病合併症の原因（周東理論）

適度な運動をする生活習慣のない人が、高インスリン血症になりやすいのは、「細胞増殖系の枝」しかないインスリンが多く残るためです。

インスリンには、大きくは二つの作用（「インスリンの枝」と呼ばれています）があります。

インスリンの第一の枝……エネルギー代謝の枝

インスリンの第二の枝……細胞増殖系の枝

インスリンが分泌された直後は、エネルギー代謝の枝、細胞増殖系の枝が揃っていました。

ところが、適度な運動をする生活習慣のない人は、インスリンの「エネルギー代謝の枝」だけが、どんどん減っていき、「細胞増殖系の枝」の多いインスリン分子、「細胞増殖系の枝」ばかりに近いインスリンになってしまいます。

そうなっても、なお適度な運動をしないでいると、とにかくインスリンは必要であるため、どんどんインスリンが分泌されます。

新しく分泌されたインスリン分子には、当初は第一枝も第二枝もあったのですが、第一枝（エネルギー代謝の枝）が、どんどんなくなっていきます。

そうして、第二の枝（細胞増殖系の枝）しかないインスリンが、血中にたくさん残ります。そうなると、インスリンはあっても、エネルギー代謝をしないで、細胞増殖ばかりすることになります。それが、糖尿病合併症の元凶になるのです。

「残骸インスリン」を除去する方法を自分で考え発見したのが「筋肉トレーニング」でした

さらに高インスリン血症のほとんども、片方の枝しかない「残骸インスリン」が元凶であると言えます。

細胞増殖ばかりする「残骸インスリン」は、血糖値を下げることはできませんが、細胞増殖作用はできるので、糖尿病合併症が発現する危険性が高まります。

第一枝（エネルギー代謝の枝）がほとんどない「残骸インスリン」を除去すれば、その危険性を取り除けるのですが、「残骸インスリン」除去の方法が見つかりません。

そこで、自分で考えたのが「筋肉トレーニング」でした。ほぼ毎日、ごくわずかな時間でいいので「筋肉トレーニング」を続ければ、おのずから筋肉は増えます。

筋肉が増えれば、エネルギー代謝の枝がほとんどない「残骸インスリン」を除去することができ、高インスリン血症も糖尿病および糖尿病合併症も予防できるわけです。

「食前の筋トレ」は、きわめて大切な生活習慣

そうしたことから、私はこれまで「食前の筋トレ（＝食時前の筋肉トレーニング）」を薦めてきました。このことは間違っていないと、ますます確信を深めています。

血中の「残骸インスリン」のほかにも、次のようなことが、糖尿病および糖尿病合併症、それらの薬物による治療効果の妨げになっています。

インクレチンの作用不足

ミトコンドリアの減少

細胞内セカンドメッセンジャーcAMPの減少

そのことによるインスリン分泌顆粒の増幅不足

直接、糖尿病および糖尿病合併症を改善するとともに、それらの薬物による治療効果を高めるためにも、「食前の筋トレ（=食時前の筋肉トレーニング）」は、きわめて大切な生活習慣です。

この場合の筋トレは、身体の状態に合った筋肉刺激をするということです。重いバーベルを担ぐなどのことではありません。

日々の筋トレは、みんなの健康生活習慣にすべきであり、みんながそれぞれにできる筋トレでなければなりません。

4

糖化・塩化・油化・酒化なども キレイにしてくれる

四つの健康ホルモンが、ミトコンドリアの働きを活発にし身体全体の働きを活発に、元気にする

「筋トレ」をして、筋肉は内分泌器官となり、インクレチン以外の3つの「健康ホルモン」であるアディポネクチン、オステオカルシン、マイオカインを分泌するのです。

この4つのホルモンは、協同して全身の細胞の中のミトコンドリアの働きを助けていると思われます。

四つの健康ホルモンの分泌がどんどん増えれば、ミトコンドリアの働きはどんどん活発になり、体の状態をどんどん良くしてくれると、私は考えてきました。

75ｇＯＧＴＴの研究をすることにより、今まで言われていないことがわかってきました。

空腹時なのに高血糖であることは「高血糖」。これはよく知られています。

空腹時なのに高インスリンであること。これを私は「空腹時高インスリン血症」と呼びました。この現象は、肥満者に見受けられ、空腹時にすぐにつまみ食いする方がそうではないでしょうか。

空腹時の血糖値は90以下が理想的です。せめて１００以下に！

空腹時のインスリンは、５・５以下が理想的です。せめて6以下に。

食後高血糖及び食後高インスリン血症のほとんどは、肥満者に認められました。たくさん食べる人の現象のようです。

高インスリン血症であるにもかかわらず、血糖が高いままになっていることは、インスリンは量も質も大切であるということではないでしょうか。

インスリンの質が悪くなるということは、糖尿病合併症に非常に強く関わっているということも、研究の結果わかってきました。

糖尿病患者の糖尿病体質は、質が悪いインスリンが原因で、重大な合併症をゆっくりと築いてしまうのです。逆に、糖尿病がなく、正常の方について検討してみると、正常値以下のインスリンの量で、血糖値は食後でも全く正常であったこと、体質が悪くなれば、インスリンの質が徐々に悪くなり、正常パターンが崩れていくことも、たくさんの症例を見ることにより明らかになってきました。

糖尿病罹患者に同じ薬物治療を行っても、治療効果が異なる

インスリンには、「完熟インスリン」と「未熟インスリン」があります。「完熟イン

スリン」も「未熟インスリン」も、私が名付けたインスリンの名称で、「プロインスリン」のことです。

「完熟インスリン」と「未熟インスリン」の違いにより、治療効果に差が出る経過は次のようになります。

ミトコンドリアのATP産生不足およびATPからcAMPへの変換不足

↓インスリンホルモン分泌顆粒の増幅不足

↓糖尿病罹患者一人一人のインスリンの質の良し悪し、これに関与する生活習慣の違いで、ミトコンドリアの質と量に差が生じる

↓糖尿病罹患者は、特に激しくミトコンドリアが衰退する

↓その影響で病態に薬物の効果がほとんどみられなくなる

↓糖尿病罹患者の治療効果や改善程度に差をもたらす

↓同じ薬物治療しても、効果に著しい違いをもたらす

「細胞増殖・タンパク合成系の枝」は、運動することにより消えていく

インスリン分子には、エネルギー代謝系、細胞増殖系の2本の枝があり、細胞増殖系の枝は、タンパクを合成する役割を担っている枝です。

過食・速食・連食の人たちは、インスリン分子の2本の枝の「エネルギー代謝系」をたくさん利用してしまうために、インスリンそのものの分泌要求が盛んになります。

しかし、利用するのは、もっぱら「エネルギー代謝系の枝」なので、インスリンのもう1本の枝である「細胞増殖・タンパク合成系の枝」が、大量に残存することになります。そのため私は、その残存状態のインスリンを「残骸インスリン」と名付けたのです。

さて「細胞増殖・タンパク合成系の枝」は、運動することにより消えていく枝であり、運動しなければなかなか消えません。

過食・速食・連食の人は、高インスリン血症になりやすい

過食・速食・連食で、「適度の運動」をする生活習慣がないと、「細胞増殖・タンパク合成系の枝」が大量に残ることになります。その大量に残存した「細胞増殖・タンパク合成系の枝」のみのインスリンは、たんに「残存」しているのではなく、2つのうちの1つの機能を失った有害な「残骸」です。

この「残骸インスリン（＝細胞増殖・タンパク合成系の枝のみのインスリン）」は、細胞を増殖させ、タンパクを合成させるはたらきがあるため、平滑筋を肥厚させます。

そのことにより、糖尿病罹患者の血管障害合併症を引き起こしてしまいます。糖尿病罹患者の血中に「残骸インスリン」がたくさん残ると、糖尿病合併症の元になります。

Dr周東の運動療法の特長は、「適度な運動」により、ファーストメッセンジャー、身体内部のミトコンドリア、セカンドメッセンジャー、ホルモンなどの増産・変容な

どを的確に捉えて、療法としている点にあります。

次に油化防止法として開発した「ゴキブリ体操」「ゴキブリサンバ」を例に、「適度な運動」により、いかに身体が内部から整えられていくかを、ほんの一端になりますが説明します。

身体の芯から代謝がよくなるので、糖化・塩化・油化・酒化などもキレイにしてくれる

仰向けに寝て両手両足をバタバタさせる「ゴキブリ体操」の進化系として、「ゴキブリサンバ」を考案しました。

「ゴキブリ体操」と「ゴキブリサンバ」は、ともにインナーマッスルを鍛える運動ですが、「ゴキブリサンバ」のほうが、腹と腰をより多く使うようになっています。

インナーマッスルという言葉は、一時流行り言葉のようになりましたが、インナーマッスルという名称のマッスル（筋肉）が、特にあるわけではありません。

体の中心部分に近い筋肉のすべてを、インナーマッスルと総称しているのです。そのためインナーマッスルは、深層筋と訳されています。

「ゴキブリ体操」や「ゴキブリサンバ」、さらには「昇龍体操」「バレリーナ体操」（ともに私が考案した体操）で、インナーマッスルを鍛えると、まずは姿勢がよくなります。

それに、インナーマッスルは、「筋肉コルセット」のようになって、内臓を守り、骨を守ってくれるので、内臓や骨がダメージを受けにくくなります。

身体の芯から代謝がよくなるので、糖化・塩化・油化・酒化などがあっても、キレイにしてくれます。

「ゴキブリ体操」「ゴキブリサンバ」は腸間膜の貯蔵油脂を代謝させる

腹と腰を使うことによって腸間膜を揺らし、油脂を代謝させる運動を開発し、私は「おへソ踊り」と名付けたのですが、「ゴキブリサンバ」はそのなかの一つです。

腸間膜は、空腸と回腸（空腸から続く小腸の一部）を、腹部の後方から支える腹膜のことです。腸間膜を揺らすと、そこに貯蔵されていた油脂が代謝されて減ります。油脂が厚くなっていても、徐々に代謝され減っていきます。

腸間膜の厚い油脂を減らしたいので、腸間膜を効率よく揺らすことのできるものはないかと、いろいろと探しましたが、適当なものが見つかりません。

それでは自分で作ろうと「ゴキブリサンバ」を考案したのです。

腸間膜の貯蔵油脂の中には血管が分布しているため、血流を高めることによって貯蔵油脂を代謝できます。

私がこのことを発見するまでは、多くの人が「腹筋を鍛えることによって腸間膜の貯蔵油脂を減らそう」としてきたのですが、「ゴキブリサンバ」を行えば、腹筋のみに頼らなくてもいいわけです。

「ゴキブリ体操」「ゴキブリサンバ」という名称を聞くと、冗談かと思われるかもしれませんが、私なりに工夫を重ねた油化防止法であり、健康法なのです。

5

中高年は特に「漏れる」に注意

高度の画像診断だからこそ、「漏れる」現象が判明

私のクリニックには、高額の医療機器が設置されているので、ときどき「そんなにものすごい医療機器が必要なのですか」と、訊かれます。お答えは、「必要です」なのです。なぜなら、画像の質が高いほど診断の精度が向上し、的確な治療が可能になるからです。もう一つ、私が絵を描くことが好きなことに関係しているかもしれませ

ん。医療機器の画像の質がとても気になるのです。

私が画像を読影して診断をするとき、医学的な視点で見るのはもちろんですが、絵画的な視点でも見ています。そのことにより、画像診断に精通している医師でも気づかないところを、発見することがよくあります。

加齢に伴って起きる「漏れる」という現象も、そのひとつです。

中高年期になると、体にはさまざまな老化現象が起こってきますが、私が画像診断で注目したのは、次の3つです。

・骨から、カルシウムが漏れていく
・筋肉から、タンパク質（アミノ酸）が漏れていく
・皮膚とその皮下組織から、コラーゲン（アミノ酸）が漏れていく

「漏れる」というのも、私独特の表現です。

通常は「減る」とか「減少する」と表現するでしょう。しかし、この現象には、「漏れる」という表現がぴったりなのです。

「適度な運動」を日々行うことで、「漏れる」現象を抑えることができる

血流が悪くなると、血液の垢やゴミタンパクである血垢（私はこれらを「ミイラ物質」と呼んでいます）が、血管内にたまりやすくなります。

これが血液の塊である血栓と結びついて、脳梗塞や心筋梗塞の原因になります。脳血管の小さな深い貫通枝が、血栓によって閉塞されると、「ラクナ梗塞」になります。私はその「ラクナ梗塞」現象を放置せず、早期に予防対策をすることを提唱してきました。

心筋で「漏れる」現象が起こって筋肉量が減少すると、心臓の拡張障害を引き起こしやすくなります。内臓の筋肉（平滑筋）でも、「漏れる」現象が起こります。その結果、内臓が萎縮して機能が低下し、次のような疾病につながります。

腎臓が萎縮する――→腎不全
膵臓が萎縮する――→糖尿病
脳が萎縮する――→認知症
大腸壁が萎縮する――→大腸憩室症、大腸憩室炎

循環器系でも、次のような疾病が起こります。

動脈壁が萎縮する――→動脈硬化、動脈解離、動脈瘤
静脈壁が萎縮する――→静脈血栓症、静脈炎、静脈瘤

決して大変ではなく、長時間でもない「適度な運動」を日々行うことで、こうした「漏れる」現象を抑えることができます。
「ローマは一日にして成らず」と言われていますが、日々の努力不足がつくってしまった状態を、毎日の努力で改善していこうと、私は呼び掛けています。

皮膚からコラーゲンが漏れると、シワができる

コラーゲンは、アミノ酸が鎖状につながったタンパク質のひとつで、身体全体のタンパク質の30％ぐらいを占めています。体の結合組織の主成分であり、皮膚にもびっしり詰っています。

そのコラーゲンも、年を経るにつれて「漏れて」いきます。だから、皮膚にはシワが増えるのです。

それを防ぐには、ビタミンCを十分に摂取し、摂取したビタミンCを壊さないようにすることです。

アミノ酸は鎖のようにつながっているのですが、そのつながりには、大量のビタミンCが必要です。コラーゲンがいくら豊富であっても、ビタミンCが少なくなると、皮膚にシワがあらわれて、増えていきます。

コラーゲンが「漏れる」ことにより、アミノ酸を鎖のようにつなぐことができなくなるからです。

骨は、自分の骨のカルシウムを再利用するため骨からカルシウムが「漏れる」と、新しい骨はカスカスになる

骨にとって、カルシウムはもっとも重要な要素です。そのカルシウムが、骨から「漏れ」はじめると、その途端に骨は弱くなり、もろくなります。

骨は、カルシウムがびっしりと詰まっていることで、強さと弾力性を保つことができます。

一定容積の骨に含まれるカルシウムやマグネシウムなどのミネラル成分を、骨量あるいは骨密度と呼びます。その骨量が、男女ともに三〇歳代後半をピークに減りはじめます。

それは、その時期に骨からカルシウムが「漏れ」始めるからです。

新しい骨をつくるときは、古い骨の中にため込まれていたカルシウムやマグネシウムなどのミネラルを使います。新しい骨は、すでにあるミネラルを再利用しているのです。

ところが、カルシウムが漏れ始めると、再利用できるカルシウムが減るため、新しい骨は古い骨に比べてカルシウムが少なくなってしまいます。

それがくり返されるうちに骨がどんどんカスカスになり、ちょっとつまずいただけでも骨折（圧迫骨折など）したりすることになります。これが骨粗鬆症状態です。

運動をして骨に適度の負荷をかけると、この「カルシウムが漏れる」現象をやわらげることができます。

骨から漏れたカルシウムは、毛細血管を詰まらせたり、血流障害の原因になったり、肝臓、胆囊・胆管、腎臓、尿管に付着して「石」をつくったりします

骨から漏れたカルシウムが、毛細血管を詰まらせることもあります。毛細血管を詰まらせなかったとしても、そのまま血管の中を流れていって、血管壁に付着し、動脈硬化や静脈硬化の原因になります。認知症の原因にもなります。

さらに、肝臓や胆嚢・胆管、腎臓、尿管に付着して「石」をつくることもあります。

たとえそのようなことにならなくても、血液にカルシウムが混ざると、血液が粘性をおびてドロドロになり、血流の勢いが失われます。

そんなとき、体が疲れたままだと、血液が酸性化し、連銭する（コインを連ねたような状態になる）ようになり、ひどいときには血流が止まることさえあります。

> これまでこれらの障害は、治療してもなかなか良くならなかったのですが、この治療法の発見で、これらを直すことができるようになりました。
> そのほか新しい治療方法として、高波動療法、光線療法、幹細胞培養分泌液、乳酸菌培養分泌液を進めています。

臓器の間にたまった脂肪層（ファットパッド）は、臓器間の交流の障害となり心肥大（心臓の筋肉肥大）の原因にもなります

一般にメタボリック症候群は、腎臓病を引き起こす危険因子でもあるといわれていますが、それは腎臓の外膜と後腹膜（腹部後方にある腹膜）の間に脂肪がたまり、二つの膜が引き離されることによるものと考えられます。

私は、このことを画像診断でつきとめています。

MRIやCTスキャンの画像を見ていますと、正常な腎臓は外膜と後腹膜がくっついていて、膜を通して栄養が移動していています。このことを、私は「臓器間交通」と呼び、2006年に発表しました。

ところが、この二つの膜の間に脂肪がたまって脂肪層が厚くなると、栄養の交通が途絶えて腎臓が縮んでしまうのです。私はこれもメタボの所見としています。

これを画像で見ますと、腎臓外膜と後腹膜の間にミクロのケバケバした毛髪状のものが認められます。

同じような現象は、心臓や膵臓、肝臓、副腎などでも認められます。臓器と臓器の間にできる脂肪層を「ファットパッド（FatPad）」と呼んでいます。

脂肪層（ファットパッド）が、臓器の周囲で厚くなると、臓器間の交流、周囲との栄養交換がしにくくなり、臓器は萎縮してしまいます。

心臓の筋肉（心筋）が厚くなる「心肥大」は、高血圧や弁膜症などによるものであると言われていますが、心臓の周囲にできた脂肪層（ファットパッド）によっても、心臓の筋肉部分が厚くなることがあります。

これもとても重要な「メタボ」の所見であると私は考えています。

心臓の周囲の脂肪層（ファットパッド）厚くなっていくと、毎日動いている心臓が拡張障害を起こし心肥大になります。

そしてそれは、将来的に心不全になってしまう可能性があるということです。

体内に脂肪が増えすぎると、さまざまな炎症が起きてくることは、医学的に明らかになっています。しかし、脂肪層（ファットパッド）が栄養の移動を妨げることにより、炎症反応が起きることについては、寡聞ながら指摘されていないようです。

睡眠時無呼吸症候群の研究会の症例発表で、私は「ファットパッド」という言葉をはじめて使いました。

その後、ある学会で、循環器専門の先生から「ファットパッドという言葉を使わせていただいています」と言われたことがあります。

6

インクレチン、サイクリックＡＭＰには喘息の特効薬の役割も

インクレチンが全身の細胞を活性化させることについては『筋肉の代謝力が老化を防ぐ』の中で次のように述べた

インクレチンに全身の細胞を活性化させる作用があることについては、２０１１年の年末に刊行した『筋肉の代謝力が老化を防ぐ』のなかで、次のように述べました。

すべての生物に存在する化学物質ＡＴＰ（アデニン、リボース、三分子のリン酸に

より構成されている）は、ミトコンドリア系エネルギー生成においても、糖質、脂質、タンパク質を原料に、ピルビン酸や遊離脂肪酸などを燃やしてエネルギーを取り出しています。

ミトコンドリア系のエネルギー生成を行うのに必要なだけの酸素を得るためには、細胞膜が健康で、酸素を取り込むレセプターが多数活発に機能していなければなりません。「ブルースリー運動」は、そのための運動なのです。「ブルースリー運動」は、細胞膜を健康にすることにより、酸素レセプターを増やすことに大きな力を発揮します。

増加したサイクリックAMPは、有酸素の好気的代謝を盛んにさせる

GLP-1は、消化管ホルモンです。消化管に入ったタンパク質や脂質、炭水化物を認識して、消化管粘膜上皮から分泌されます。

分泌されたGLP-1は、膵臓のランゲルハンス島β細胞に作用して、インスリン分泌を盛んにし、血糖を降下させます。

GLP－1の働きかけで、全身の各細胞内でATPが分解され、サイクリックAMPが増加し、そのことが酸素レセプターを増加させます。

また増加したサイクリックAMPは、各細胞膜のレセプターやチャンネルおよびトランスポータのサビを、細胞膜の内側からきれいにし、レセプター、チャンネル、トランスポータの機能を高め、糖などを取り込みやすくします。それとともに、酸素レセプターもどんどん増やします。

有酸素の好気的代謝を盛んにさせるのです。

インクレチンが増加すると、骨の中の血流がよくなり、骨密度が高まる

インクレチンの増加により、よい作用が全身の細胞におよぶことは、専門家のなかでは周知の事実です。しかしながら、インクレチンの作用については、糖尿病を防ぎ改善するという点にのみ焦点が当てられていて、身体すべての細胞を活性化させると

いうことについては、触れられることは少ないのです。

重要な点なので繰り返しますが、インクレチンが増加することによるよい効果は、全身の細胞にまで及ぶのです。医業界では特に膵β細胞での働きに注目し、インスリンの分泌を促すことがクローズアップされています。

インクレチンの増加は、骨にもよい影響をもたらします。なぜなら、骨の中にも血液が流れているからです。

インクレチンが増加すると、骨の中の血流がよくなり、栄養が十分に運ばれることにより骨密度が高まり、骨粗転症であった人の骨も、見違えるほど丈夫になります。

このことについては、私たちは学会で発表しました。私が推進している「健康カラオケ」の運動効果で、骨粗しょう症が治るという理論がこれです。

インクレチンが増加すると、血管内皮細胞が改善され、血流がよくなり狭心症、心筋梗塞になりにくくなる

インクレチン増加によるよい効果には、狭心症、心筋梗塞のリスクが軽減されるということも報告されています。

インクレチンが増加すると、サイクリックAMPが増えて抗血栓となり、さらにサイクリックGMP、血管内皮のNOが増加し、血管内皮細胞が改善され、血流がよくなります。それは、心臓の冠動脈についても言えることであり、そのことにより狭心症、心筋梗塞になりにくくなるわけです。

狭心症、心筋梗塞は、心臓の冠動脈の血流が悪くなることが、おもな原因だからです。

腎臓《じんぞう》が改善されます。そのことは、尿中微量アルブミンが改善していることでわかります。脳梗塞、脳出血も、脳の血管が詰まることによって発症するケースが多ので、インクレチンの増加によって、血管内皮細胞が改善され、血流がよくなることは、脳梗塞、脳出血のリスクを軽減することに直結します。

インクレチンが増加すると、サイクリックAMPの産出も増加し そのことによっても糖尿病が改善される

DPP−4阻害薬を服用することによって、インクレチンを増加させ、インスリン分泌を促進し、血糖値の高まりを抑えるというのが、薬による糖尿病の治療です。しかし、それだけのことで、糖尿病を改善させているわけではありません。

インクレチンが増加することによって、サイクリックAMPの産出も増加し、そのことによっても糖尿病を改善させているのです。

また次のようにも考えられます。インクレチンをはじめ、4つの健康ホルモンは、みな同じような効果を発揮しているのではないか。4つの健康ホルモンによる「健康革命」を行っているのではないか。

そのことからも、食事の順番と、運動の順番が、とても重要です。

サイクリックＡＭＰは、電気刺激によっても増加し全身の細胞活性が高め、体のサビを修復してくれる

私の医学博士論文にありますように、サイクリックＡＭＰは、じつは電気刺激によっても増加します。このことは、私が長年にわたって力説し、実際に治療に取り入れ、数え切れないほどの成果をあげたので、いまではよく知られています。

サイクリックＡＭＰは、筋肉量を増やすことによっても増やすことができます。

筋肉量を増やすと、ＡＴＰから合成される細胞内セカンドメッセンジャーであるサイクリックＡＭＰの生成も高まります。

細胞内において、情報伝達物質が受容体に結合したときに、新たに情報伝達物質が作られます。その新しい情報伝達物質を、セカンドメッセンジャーと呼ぶのです。

第二の情報伝達物質であるセカンドメッセンジャーも、情報伝達物質であるため、細胞の代謝や変化に多大な影響を及ぼします。

筋肉量の増加によりＡＴＰが効率よく増加すると、サイクリックＡＭＰの生成が高

まります。サイクリックＡＭＰには、全身の細胞活性を高める作用があるので、体細胞の自浄作用を促し、体のサビを修復してくれます。

そのことが、体細胞の機能をさらに高めることになるのです。

以上のことをチャートふうにまとめると、次のようになります。

薬物を投与する

↓インクレチンが増加し、その後にその作用により次の二つのことが起きる

↓①インスリン分泌が加速される

②膵臓のβ細胞でサイクリックＡＭＰの生成も高まる

↓①インスリンの作用により、ブドウ糖の取込みが盛んになる

②サイクリックＡＭＰの作用により全身の細胞活性が高まる

↓細胞内でミトコンドリアによる完全燃焼で糖分解した結果、身体全体の血糖値の高まりを抑える

筋肉量を増やす

↓サイクリックAMPの生成も高まる
↓サイクリックAMPの作用により全身の細胞活性が高まる
膵臓のβ細胞の細胞活性も高まり、インスリンの分泌が高まる
↓インスリンが増える
↓インスリンが血糖値の高まりを抑える

インクレチン作用は、サイクリックAMPを増やすことで、全身の細胞を活性化させる。

ここで、忘れてはならないのは、身体のすべての細胞は、常に密接に、しかも複雑に、連携し統合され、一個体の生命活動を営んでいるという点です。

軽い狭心症があったときには、動脈硬化がもたらす、すべての病気の治療を

内科があつかっている病気のほとんどは、じつは全身病、全身性疾患です。

病気というものは、身体の弱いところに発症します。どこか1ヵ所に発症したときには、病気になる原因は全身に及んでいると考えたほうがいいのです。

軽い狭心症があったときには、脳梗塞の心配もした方がよい。ということをお聞きになったことはありませんか。これは、実際にそのとおりです。

軽い狭心症があったということは、高度か軽度かの差はあっても、全身の血管が動脈硬化状態にあるということです。ですから、動脈硬化がもたらす、すべての病気に要注意の信号が出たということです。狭心症の治療はもちろん、脳梗塞の治療なども開始すべきなのです。

電気刺激によるサイクリックAMPの増加は、私の喘息治療研究で得られた結論でした

私のクリニックでは、理学療法のためのスペースを設けて、身体に電気刺激を与えてサイクリックAMPを増やす治療も行っています。

電気刺激によるサイクリックＡＭＰの増加は、私の45年前の喘息治療研究で得られた結論でした。日本アレルギー学会の「アレルギー35〈12〉、１９８６」で発表しました。サイクリックＡＭＰは増加し、気管支の繊毛（せんもう）が活発に動けば、気道の状態はよくなります。その喘息の特効薬とも言えるサイクリックＡＭＰは、電気刺激によって得られるということを、私はこの論文において明らかにしました。

同時に、薬剤の投与においてもサイクリックＡＭＰが増加することが、このときの研究で分かりました。

私のクリニックの理学療法施設は、その実用化をはかったものです。

電気刺激によってサイクリックＡＭＰを増やす療法は、骨、関節液、腱、筋を若返らせます。サイクリックＡＭＰを増加させることによって、サイクリックＧＭＰなどのセカンドメッセンジャーを増加させ、そのことにより血管内皮のＮＯが増えて、血流がよくなり、細胞機能が高まるのです。

私のクリニックの理学療法は、長年にわたって多くの患者さんに副作用のない改善効果をもたらし、感謝され続けています。

7

日々の「適度な運動」と空腹時に真っ先にタンパク質を食べる生活習慣がやはり必要

筋肉を増やす「筋トレ運動療法」は目下のところ「残骸インスリン」を除去する唯一の方法

食べ過ぎにより第一枝が消耗され、第二枝が残存したインスリンに、食べ物を代謝する力はありません。しかし、血液検査をすると「高インスリン血症」の人のほとんどは「残存インスリン」なのですが、たんにインスリンとして検出されます。

7 日々の「適度な運動」と空腹時に真っ先にタンパク質を食べる生活習慣がやはり必要

これが高インスリン血症の正体であると、私は考えました。

私が治療を行った症例においても、診察する際の問診や会話から、高インスリン状態のほとんどが、「残骸インスリン」によるものであることが分かっていました。

以来、インスリン分子に2つの枝が揃っているものが良いインスリンであり、第一枝が消耗されて、第二枝のみが残存しているインスリンは、質の悪い「残骸インスリン」であると、私は提唱するようになりました。

日々の生活の中で偶然発生した「がん細胞」が、「残骸インスリン」の細胞増殖作用によって増殖することはあり得ます。

さらに血管平滑筋の増殖肥厚にも関与して、血管内腔が狭窄する原因にもなります。

この「残骸インスリン」は、当然、減らす必要があります。

どのようにすれば、「残骸インスリン」を減らすことができるのか。

いろいろ考えた結果、筋肉トレーニングにたどりつきました。筋肉トレーニングによって筋肉を増やすことで、「残骸インスリン」を除去することができます。

これはおそらく目下のところ唯一の「残骸インスリン」を除去する方法です。
私はこれを「筋トレ運動療法」と名付けました。

増幅経路に必要なだけサイクリックAMPがあってこそ、インスリン分泌顆粒は適切に増幅される

さまざまなことがうまく運び、インスリン分泌顆粒が急増することになっても、安心はできません。インスリン分泌顆粒を、増幅経路で適切に増幅しなければならないからです。

インスリンの量は十分ではあっても、増幅不足になると、インスリンの質が低下します。

質の低下したインスリンは、量は十分ではあっても、十分な働きをしてくれません。
だから増幅経路が重要であり、増幅経路を十分に働かせるためには、たくさんのサイクリックAMPが必要です。

しっかり増幅されたインスリン分泌顆粒からは、完熟した「良質のインスリン」が作られ、分泌されます。

この過程は、人の健康においてとても重要であると、私はこれまで強調してきました。

細胞内に活性化したミトコンドリアが、必要なだけあり ATP産生が必要なだけ行われなければなりません

喘息の研究をするなかで、インクレチン、サイクリックAMPの研究にも行き着き「インクレチン、サイクリックAMPは、喘息の特効薬」という結論を出したのは、2010年ころでした。

その後に本格的にミトコンドリアの研究をはじめたので、この時には「完熟インスリン、すなわちインスリン効果がたしかなインスリンが作られるためには、細胞内に活性化した元気なミトコンドリアが必要なだけあり、ATP産生が必要なだけ行われ

なければなりません」とだけ述べていました。

活性化した元気なミトコンドリアが、きわめて重要であることは、すでに見極めていたのですが、このときにはしっかり展開しないで、次のように続けていました。

「ATPからサイクリックAMP」に変換させるためには、レセプターに「Gタンパク」が腸管ホルモン「インクレチン」を迎え入れてから、アデニール酸シクラーゼ（AC）という酵素を活性化させます。このACがATPを分解してサイクリックAMPにします。

これら一連の作用を高めるには、私が主張している日々の「新しい健康習慣」、食事の順番、運動の順番を実践していただくことです。

それに、空腹時には真っ先にタンパク質を食べ、水を50cc～100cc飲むという生活習慣が必要なのです。

身体を動かすなかでとくに大切なのが、筋肉量を増やす運動

糖尿病にならないためにも、糖尿病を治療するためにも、運動は大切です。糖尿病予防と治療に関する運動では、これまでは有酸素運動がよく取り上げられました。有酸素運動は、もちろん糖尿病予防にも、糖尿病治療にも大切な運動ですが、それにも増して大切なのが筋肉量を増やす運動です。

植物、動物は、ともに生物で、核内にミトコンドリアを有します。動物は酸素を利用して酸化還元反応を行うために運動を必要とします。植物は二酸化炭素を利用して、光合成によって酸素を排出しています。

人間も動物（動く物）の一種であるので、人間の身体は動くことを前提としてつくられています。動くことにより必要な機能が鍛えられ、組織が出来上がり、さまざまなことが調節され、健康が維持されるという仕組みになっています。

その身体を動かすなかで、とくに大切なのが、筋肉量を増やす運動です。**運動不足**

による筋肉量の低下は、インスリンに対する感受性を弱め、抵抗性を強めます。

「筋肉の質と量」は、血糖値を正常に保とうとする働きである「耐糖能」を高め、インスリン抵抗性を改善します。筋肉量が、もともと極端と言っていいほど少なかった人が、**日々適度な運動をすることにより、筋肉量を増やし、筋肉の質をよくすることで、インスリン抵抗性を解消させる**こともあります。

このことと関連して、飲酒および高カロリー食を摂り続けることにより、脂肪肝や肝障害になることも、もちろんよくありません。アディポネクチンが減少する大きな原因になり、ミトコンドリアも減少してしまいます（後に詳しく述べます）。

ミトコンドリアが減少すれば、ＡＴＰ産生が低下し、サイクリックＡＭＰも必ず減少する一方になります。

8

インスリンの感受性低下、抵抗性増加は、メタボリック症候群の根本的な背景

2型糖尿病の原因は、大きくは次の二つです

1．インスリンの分泌不足
2．インスリン感受性の低下、インスリン抵抗性の高まり

インスリンに対する感受性が弱まり、抵抗性が高まると、正常な量のインスリンが

分泌されていても、インスリンの量が不足しているときと同じように、高血糖がなかなか治まらなくなります。

糖尿病患者は、健康な人のように、必要なときに必要なだけ血糖を下げることができない体質（糖尿病体質）になっているため、血糖が下がりにくいのです。重症糖尿病患者は、軽症糖尿病患者よりもさらに血糖が下がりにくくなっています。

そのため、重症糖尿病患者に軽症糖尿病患者と同じ量のインスリンを注射しても、インスリンの効果は低くなります。

インスリンの作用低下、感受性低下、抵抗性増加は、糖尿病の本態のひとつであると捉えられ、肥満、高血圧、高脂血症などの前段階とも捉えられています。このことは、75ｇＯＧＴＴで確認ができています。「高インスリン血症」の人のほとんどは肥満者でした。

糖尿病、肥満、高血圧、脂質代謝異常症（高脂血症）は、まとめてメタボリック症候群の根本的な背景と捉えられています。

「インスリン感受性」には、インスリンの質自体の問題もある

インスリンの質を高めるためには、サイクリックAMPを増量し、増幅経路を盛んにしなければなりません。

一般にインスリンが効きづらいことを「インスリン抵抗性」と呼びますが、これはもともと臨床的な概念です。すでに述べたように、健康な人と糖尿病および糖尿病予備軍の人とでは、同じ量のインスリンを注射しても、糖尿病および糖尿病予備軍の人のほうが、血糖値は下がりにくいのです。軽症糖尿病と重症糖尿病とを比較しても、重症糖尿病のほうが血糖値は下がりにくいのです。

それらのことから、インスリンが効きづらいことが糖尿病の本態の一つであると捉えられています。

メタボリック症候群がクローズアップされ、ホルモンやサイトカインのネットワークや脂肪細胞を介した発症と進展の病態生理などが明らかになるにつれ、「インスリン抵抗性」は、糖尿病はもちろんのこと、肥満、高血圧、脂質代謝異常症など、「メ

タボリック症候群」の根本的な背景メカニズムの一つと捉えられるようになりました。海外には、メタボリック症候群を「インスリン抵抗性症候群」と呼ぶ学者もいるほどです。

「インスリン感受性」という「インスリン抵抗性」によく似た呼び方もありますが、これは「インスリンの効き具合（が悪い）」ということで、ほぼ同じ意味です。しかし、よく考えると、「インスリン感受性」は、インスリンの作用を受ける側の感受性が低下しているということで、インスリンそのものには問題はないということを含意しています。

果たしてそうでしょうか。

インスリンの質が悪いために、作用が低下したインスリンを「不良質インスリン」「低活性インスリン」と呼ぶことにしました

「インスリン感受性」と「インスリン抵抗性」は、ほぼ同じ意味ですが、次のように

見方を二つに分けてみましょう。

1. インスリン自体の問題
2. インスリンの作用を受ける側の問題

2の「インスリンの作用を受ける側の問題」は、筋肉量がある程度増えていることが主要な条件になります。さらに**筋肉量がかなりあっても、分泌されるインスリンの質が悪いと、インスリンに対する感受性がよくない、インスリンに対する抵抗性がある、ということになります。もちろん「インスリンの作用が低下している」ということにも**なってしまいます。

2の「インスリンの作用を受ける側」に何の問題がなくても、分泌されたインスリンに問題あったならば、インスリンの作用を受ける側、**インスリンの作用を受けるヒトが、インスリン感受性がよくない、インスリン抵抗性があり、「インスリンの作用が低下している」**ということになってしまいます。

それが通常の75ｇＯＧＴＴ検査の結果になります。この状態を示す方は、ほとんどが肥満者であり、脂肪肝、脂肪膵、脂肪筋の持ち主でした。

より詳しく言うと、分泌されたインスリンはよいインスリンで、何の問題もなくても、すでに分泌されたインスリンが、エネルギー代謝系の枝を使い果たし、細胞増殖系の枝ばかりになっていると、良いインスリンもたちまち「細胞増殖系の枝ばかりのインスリン＝残骸インスリン」になってしまうのです。

私は、これらのことを含んで、質が悪いために、作用ないしは力が低下したインスリンを、「不良質インスリン」「低活性インスリン」と呼んでいます。

9

インスリンの量が多くなると ガン細胞の増殖が活発になる

インスリン抵抗性が高いと、動脈硬化、ガンのリスクも高まる

「インスリン感受性」が低下しているとき、すなわち「インスリン抵抗性」が高まっているときには、インスリンが10出ていても4ほどしか効かなくなります。それならば、インスリンを25出せば、4割は効くわけだから10になるではないか、ということも言えますが、実際にはそうはなりません。

通常は10インスリンを出すのを、25も出してしまえば、高インスリン血症になってしまうからです。高インスリン血症は、血液中のインスリンの量が多くなってしまった状態のことです。

それに「インスリン感受性」が低下している状態、「インスリン抵抗性」が高まっている状態が長く続くと、まずはインスリン分泌の反応が悪くなります。膵臓（すいぞう）のインスリン分泌機能が疲れてしまい、血糖値の上昇にともなうインスリン分泌の反応が悪くなります。分泌のタイミングがズレ、必要なときに必要な量の分泌ができなくなります。

そのため、高血糖をコントロールできなくなり、血糖値が高い状態が続き、ついには糖尿病になってしまいます。

すでに動脈硬化になっていたならば、その動脈硬化が悪化する

体内にインスリンの量が多くなると、血管内の平滑筋の増殖異常を促し、動脈硬化

を発症させることにもなります。

すでに動脈硬化になってしまっている患者さんは、動脈硬化が悪化します。

ですから、私は「一本の血管に病を見たならば、全体の血管の病を考えなければならない」と言っています。

ガンになりやすくなる

インスリンの量が多くなると、ガン細胞の増殖が活発になり、日々発生するガン細胞を、免疫細胞が処理しきれなくなります。

それは、ガンになるリスクが高まるということにほかなりません。

インスリンの量が多くなったときのガン細胞の増殖は、正常細胞の3倍であると言われています。

10

ミトコンドリアを多く含む赤筋は疲れにくい白筋は瞬発的な収縮が可能

軽い運動をしているときには脂肪が多く使われるため痩せるため（ダイエット）には、軽い運動の方がよい

ヒトの骨格筋は、赤筋と白筋がモザイク状に分布しています。赤筋と白筋の割合には個人差があり、赤筋が白筋よりも多い人も、白筋が赤筋よりも多い人もいます。スポーツ選手で見ると、長時間走り続けるマラソン選手は赤筋が多く、短距離選手は白筋が多いと言えます。

運動というと、オリンピックや野球やサッカーなどのプロスポーツを思い浮かべがちですが、健康や若さを維持するための運動は、自宅のリビングでできる程度のもので十分です。楽な運動、軽い運動でも、「運動することの効果」を十分に得ることができます。

運動をするときのおもなエネルギー源は、糖と脂肪です。

この二つは、運動の強度によって使われる比率が違ってきます。激しい運動を行うときには糖が多く使われ、軽い運動のときには脂肪が多く使われます。脂肪を燃やして痩せるためには、軽い運動の方がよいといわれるのは、このためです。

成長ホルモンは、肌などの外見はもちろん内臓機能に大きく関わっているので身体の中から若さを維持し、老化を遅らせてくれる

骨に強い刺激を与えるとカルシウムが抜けはじめます。骨への刺激は血流をよくす

るのですが、強い刺激となると、血流がよくなりすぎて、抜けたカルシウムを運び出します。これは骨にとっても身体全体にとっても大きなダメージです。

骨に軽い刺激、軽い負荷を与えたときは、骨をつくる細胞が刺激されたうえに血流も上昇します。そのことによって、カルシウムの吸収がよくなり、骨の生成がさらに促進されます。骨が太くなり、強く丈夫になります。だから私は、わずかな時間であっても、「コッコツ骨叩き」を行っています。

楽な運動、軽い運動でも、成長ホルモンを増やす効果のあることも分かっています。ヒトの身体のおおよその老化は、成長ホルモンの減少をきっかけに、だいたい20代から始まります。

しかし、老化のスピード、状況には大きな個人差があります。その個人差を決定するといっても過言ではないのが運動量です。

おもに運動量により、成長ホルモンの分泌量が決まります。

成長ホルモンの分泌が多いと、若さが持続し、ときには若返ることもあります。成長ホルモンは、肌などの外見はもちろん、内臓機能に大きく関わっているので、身体の中から若さを維持し、老化を遅らせてくれます。

ミトコンドリアを多く含む遅筋繊維（赤筋）は、持続的な収縮が可能（疲れにくい）ミトコンドリアの少ない太い速筋繊維(白筋)は、瞬発的な収縮が可能

筋肉が増加し、刺激していれば認知症にはならない。それはサイクリックAMPの増加に伴って、サイクリックGMPが増加し、血流が増し酸素の供給が充足するからです。

骨格筋《こっかくきん》の筋繊維には、速筋繊維と遅筋繊維の2種類があります。ミトコンドリアに富んでいて酸素を利用した持続的な収縮が可能（疲れにくい）なのは、赤い色をした細い遅筋繊維（赤筋）です。

赤筋が赤いのは、濃い赤い色をした酸素結合性タンパク質のミオグロビンを多く含んでいるためです。

ミトコンドリアは比較的少なく、ピルビン酸による瞬発的な収縮が可能なのは、太い速筋繊維（白筋）です。白筋が白く見えるのは、濃い赤い色をしたミオグロビンをほとんど持っていないためです。

赤筋、白筋ともにATP（アデノシン三リン酸）を分解することによって収縮します。しかし、ATPのつくりかたが違っているために、収縮の仕方も違っています。

赤筋は、酸素を使ってATPを合成します。そのため、ミオグロビンを豊富に含むことになり、そのミオグロビンから酸素を得ることができるので、長い時間収縮することが可能になります。

白筋はクレアチンリン酸を分解することによってATPを合成するので、ATP合成は赤筋よりも効率がよくなり、筋肉を素早く収縮させることができます。しかし、ミオグロビンによる酸素の供給がないため、疲れやすいのです。

鮭は海を回遊し、川を遡るので、持久力と瞬発的が混ざったサーモンピンク

ヒトの場合、ふくらはぎは、走ったり跳んだりするときに使うので、白筋の比率が高くなっています。息を吸ったり吐いたりするときに使う横隔膜筋などは、赤筋の比率が高くなっています。

ふくらはぎの筋肉が衰えると、足首を守る力が弱まり、アキレス腱の負担が大きくなります。

アキレスは、ギリシアの叙事詩に登場する英雄の名です。アキレスの唯一の弱点がこの腱であることから、アキレス腱という名称が生まれました。

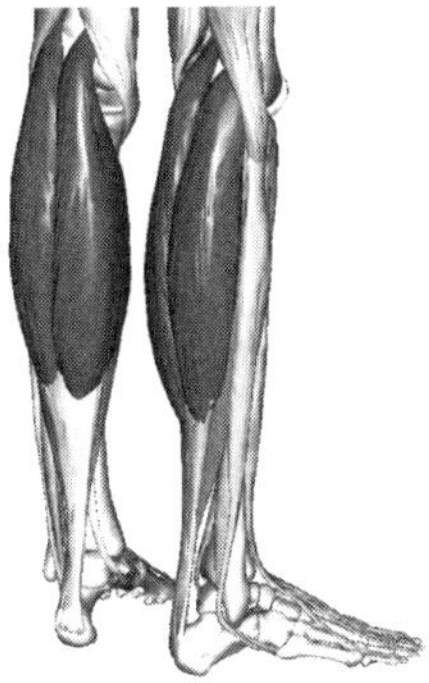

ヒラメ筋は、下腿の後面に位置する筋肉で、ふくらはぎの深層にあります。膝の裏側から踵骨《しょうこつ》まで続く、下腿で最も大きな筋肉です。

魚のヒラメは白身魚なので、ヒラメ筋と聞くと白筋と思ってしまいがちですが、ヒトの脚のヒラメ筋は、赤筋の多い構成になっています。

カツオやマクロなどの回遊魚は、長く泳ぎ続けられる「赤身」の筋肉、海底に身を潜め瞬発的な動きで獲物をとるヒラメは「白身」の筋肉であるといわれています。

そうであるならば、鮭はどうでしょうか。

鮭は海の広い範囲を泳ぎ回る回遊魚なので、相当な持久力が必要です。しかし、産卵期になると川を遡ります。流れに逆らって川を遡るわけですから、急流のところなどでは相当の瞬発力が必要でしょう。

だから、赤筋と白筋の両方が必要なので、サーモンピンクになっているのでしょう。

鳥の場合、長い距離を飛ばなければならない渡り鳥の胸筋は、赤筋の比率が高く、空を飛ぶことのないニワトリの胸筋は白筋の比率が高いようです。

だんだん踵寄りになってきている現代人にはつま先立ち運動がとくに大切

私は学生時代に空手をやっていたのですが、空手(に限らず武道)では、足の親指の付け根を、いわゆる拇趾球(ぼしきゅう)と呼んで重視し、ここに重心を置き、「大地を掴め」と教えています。

そのことと関連するのですが、現代人の立ち姿や歩行は、だんだん踵寄りになってきています。そのことにより、不安定になってきています。土踏まずがうまく形成されず、偏平足が増えているようです。なかには足の指が地に着かなくなっている人もいるという指摘まであります(『身体感覚を取り戻す』斉藤孝)。

実際に街を歩いている人を見ていると、踵を引きずるように歩いている人が多いのですが、これは重心が踵寄りになっているためでしょう。重心が拇趾球から踵のほうに移ると、武道でいう「地からの抗力」を掴むことができず、素早い進退も、体勢の転換もできないばかりか、歩行が不安定になり、怪我をしやすくなります。アキレス腱、足首、膝、腰を痛めやすくもなります。

そうならないための運動が、つま先立ちです。つま先立ちも、短時間でできるとても簡単な運動です。屋内ではもちろん、電車を待っているときや、電車のなかで立っているときなどにも、つま先立ちをやってみましょう。

つま先立ち運動

中高年になると、障害物や溝を飛び越えるといった動作や、ふくらはぎを使うような運動をすることが少なくなって、ふくらはぎの筋肉はどうしても弱くなってしまいます。

ふくらはぎの筋肉を鍛えると、歩くのがリズミカルになりますし、とっさのときの体の動きもよくなります。

そのためにおすすめしたいのが、つま先立ち運動です。社交ダンスをする人のふくらはぎの筋肉が強いのは、つま先をよく使うからです。

ふつうは中高年になると、つま先立ちをすることはほとんどないと思います。

10 ミトコンドリアを多く含む赤筋は疲れにくい
白筋は瞬発的な収縮が可能

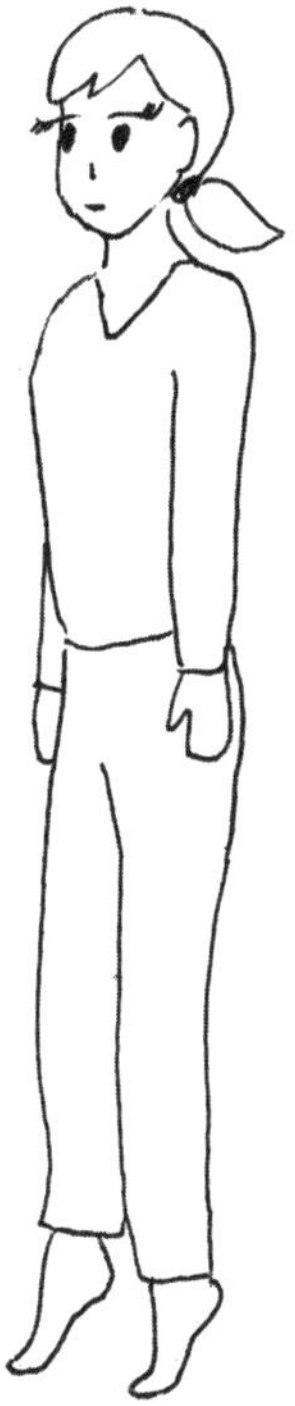

つま先立ち運動は、簡単にできて効果的にふくらはぎを鍛えることができる運動です。
一日中デスクワークばかりしている方は、つま先を立てて、片足の膝をゆすることもよい運動になるでしょう。

11

「残存インスリン(=Remaininng Insurin)」は、じつは「残骸インスリン(=Debris Insurin)」

生活習慣の違いがミトコンドリアの質と量の差を生み出し、ミトコンドリアの衰退により病態が悪化していく

糖尿病罹患者にまったく同じ薬物治療を行っても、治療効果に大きな差があるのは、「食べ過ぎ」と「適度な運動をしない」ことによる「インスリンの質の変化」であることが多いということを、私は主張してきました。

「食べ過ぎ」と「適度な運動をしない」ことにより、インスリンが「残存インスリン」になってしまう。その「残存インスリン」は、「インスリンの質が変化」した「残骸インスリン」と言うべきものであるとも、主張してきました。

「完熟インスリン」と「未熟インスリン（＝プロインスリン）」との「インスリンの質」の違いに焦点を当てると、**ミトコンドリアのＡＴＰ産出不足およびインクレチン作用不足につながります。**

そして、それがさらにＡＴＰからサイクリックＡＭＰへの変換不足に結びつき、インスリンホルモン分泌顆粒の増幅不良に至り、糖尿病患者それぞれの「インスリンの質」の違いになったと、私は考えてきました。

そうして、生活習慣の違い（食べ過ぎと適度な運動をしない）が、一人一人の体内でミトコンドリアの質と量の差を生み出し、その影響で病態が悪化していくという、理論を提唱するに至ったのです。

ミトコンドリアの質の悪化、量の減少が、体細胞の感受性低下（ダウンレギュレー

ション）をもたらし、糖尿病罹患者の治療効果や改善の程度に差をもたらした、とも考え、提唱してきました。

サイクリックAMPがインスリンホルモン分泌顆粒を増幅「完熟（良質）インスリン」になる

細胞内に、カルシウムイオンが移行すると、移行した分だけインスリンホルモン分泌顆粒が産出されます。

インスリンがもっと必要だと要求すれば、カルシウムイオンもさらに要求されることになります。

そうすると、増えたカルシウムイオンの分だけ、インスリンホルモン分泌顆粒が産出されることになります。しかし、このときのインスリンホルモン分泌顆粒は、残念ながら未熟な「青い果実」です。

この「青い果実」のインスリンホルモン分泌顆粒が、「完熟した果実（＝完熟した良質なインスリン）」になるには、サイクリックAMPが増えて、増幅させてくれなければなりません。

「青い果実」のインスリンホルモン分泌顆粒は、増えたサイクリックAMPによる増幅作用によって、完熟したインスリンホルモン分泌顆粒になって、利用しやすくなります。

最近は、甘い食べ物（炭水化物、果物）を口にした途端にインスリンが噴出する最初のピークが、これに相当するという研究をしていまして、そこでもこのことを解説しています。

Dr周東の「インクレチンを増やす新生活習慣」——インクレチンはミトコンドリアの女房役

生活習慣の違いが、一人一人の体内でミトコンドリアの質と量の差を生み出しています。

糖尿病罹患者においては、特にミトコンドリアの衰退が著明です。

おそらく**一番の根本は、ミトコンドリア**です。だから常に健全なミトコンドリアを養う必要があるのです。

ミトコンドリアの衰退が、体細胞の感受性低下（ダウンレギュレーション）をもたらし、糖尿病罹患者の治療効果や改善の程度に差をもたらしているのです。

なにが治療効果の違いをもたらしているのか。

改善の程度に差をもたらしているのか。

その答えを一言で言うと、ミトコンドリアの質と量です。

私は次のような図をつくり、患者さんに説明をしてきました。

「ミトコンドリアを健康に保って分裂をさせる」と、ミトコンドリアは若返ります。

そのためには、まずは生活習慣を改善して、ミトコンドリアを健康、健全に保つことです。

その健康に保ったミトコンドリアを分裂させ続けると、身体全体の健康なミトコンドリアが増加し、ミトコンドリア総体としても若返ります。

11 「残存インスリン（＝Remaininng Insurin）」は、じつは「残骸インスリン（=Debris Insurin）」

Dr 周東の理論「インクレチンを増やす新生活習慣」

①我々はホルモンで生かされている

インクレチンを増やすこと！ インクレチンは良いホルモンを作る。
食べる物や食べる順番で全身に良いホルモン産生する！

空腹時 最優先にインクレチンを増やす！

タンパク質 ＋ **水分**（素早く腸に流すために必要）

チーズ・納豆・卵・豆腐・豆乳ヨーグルト
低脂肪ヨーグルト・ナッツ（乾燥剤と塩が付いているので洗いましょう）
魚・肉

＋**野菜**

揚げ物×
パンとお酒はやめましょう！

膵炎を予防!! これで膵炎を治そう!!

やめて欲しい習慣がある!! インクレチン減

空腹時には果物・煎餅は食べないこと！
デザートとして 10 分後
であれば食べて良い！
空腹時最初に炭水化物は×
すぐにインスリンが出て、インクレチン分泌抑制される

②第４の健康ホルモン!!
腸管ホルモン「インクレチン」

周東寛医師が命名

インクレチンの上昇で
脳・心・血管・筋肉・骨
が良くなる。
認知症予防・心筋梗塞予防・脳梗塞予防・ガン予防ができる！
全身のミトコンドリアから産生した
エネルギーATP が cAMP にかわり
それが細胞を潤滑にしてくれる。
「良好な成熟したホルモン」が
作られる。

良くなる理由とは!?
インクレチンは
ミトコンドリアを補助!!
健康ありき
インクレチンは
ミトコンドリアの女房役
インクレチンはエネルギーATP を
cAMP にして、ホルモン分泌がよくなる。
さらに免疫力も高まる。
インクレチンは
良いホルモンに変われるために必要だ!!

第４の健康ホルモン「腸管ホルモン＝インクレチン」は若返り効果も!!
インクレチンを増やして元気になりましょう!!

12

酵素不足に気を付けてミトコンドリアを増やそう

ミトコンドリアがエネルギーをつくるには、代謝酵素が必要

ヒトの体内には1万3千種以上の体内酵素が存在しています。体内酵素は、大きく次の2つに分けられます。

消化酵素………炭水化物、たんぱく質、脂肪を、腸壁から吸収できるように小さな

分子にします。唾液に含まれるアミラーゼ、胃が分泌するペプシン、膵臓から出るリパーゼなどがよく知られています

代謝酵素………腸壁で吸収された栄養分子をエネルギーに変え、細胞の再生や修復、遺伝子の修理、有害物の解毒など、生命活動のさまざまな作業に関与しています。

消化酵素と代謝酵素には密接な関係があります。また酵素の生産量は、加齢とともに減少していきます。消化酵素を使い過ぎると、代謝酵素が不足気味になります。

代謝酵素が不足すると、病気になったり老化が進んだりします。

消化酵素を節約するためには、消化しなければならないものの摂取を控えることです。その意味でも「腹8分目」は至言です。

私はもう少しきつめに「腹7分目」、糖尿病患者さんには好きなものを「4割カット（＝腹6分目）」を提唱しています。

プチ絶食、プチダイエットは、消化酵素節約の観点からもお薦めです。

ミトコンドリアが、もっとも大量に脂肪を代謝するのは、運動時の筋肉

運動をはじめると交感神経が優位になり、ノルアドレナリンが分泌されます。すると脂肪細胞で代謝酵素のスイッチが入り、体脂肪（中性脂肪）を「脂肪酸」と「グリセロール」に分解します。

ミトコンドリアで一番多く代謝されるのは、ブドウ糖と脂肪酸です。グリセロールは主に肝臓のミトコンドリアで代謝されます。

血液の流れに乗って筋肉の細胞に入った脂肪酸は、代謝酵素によってさらに分解され、ミトコンドリア内部に入っていきます。この時に亜鉛も利用するので亜鉛は重要です。

さらにこのとき、脂肪酸を燃焼の場であるミトコンドリア内部に運搬するのは、ビタミン様物質のカルニチンです。医薬ではローカルニチンでその量を確認できます。

ミトコンドリア内部に到達した脂肪酸は、さらに代謝酵素の力を借りて「クエン酸

回路」をまわします。

そのためには数々の酵素が必要です。

必要な酵素がひとつでも足りないと、ミトコンドリアはエネルギーをつくることができません。諸酵素の原料には亜鉛が必要です。

酵素の原料は主にタンパク質と亜鉛、セレン、クロムなどのミネラル

ミトコンドリアがエネルギーをつくれなくなると、ヒトはたちまち元気を失ってしまい、活力もなくなってしまいます。そのうえカロリーを消費できないわけですから、余ったカロリーはどんどん脂肪として蓄積され、肥満となります。

酵素を無駄に使わないためにも、必要以上に食べてはいけません。ヒトの体内でつくられる酵素の量は、加齢とともに減少します。それに、一生のうちに合成できる酵素の量は、決まっているという説もあります。

加齢とともに落ちるのは、酵素の生産能力だけではありません。酵素の質も落ちる

ようです。

酵素の生産量が減り、質が落ちると、ミトコンドリアが使える酵素の量が減り、質が悪くなるということになります。

それは、ミトコンドリアの機能が悪くなり、エネルギーを生み出す力が弱まるということです。

この点からも、「酵素を無駄に使ってはいけない。必要以上に食べてはいけない」ということが言えます。

糖質制限をしたうえでの運動がミトコンドリアを増やす

糖質を制限すると、エネルギーの原料となる糖質が不足して、エネルギーづくりが大変になるので、ミトコンドリアを増やしてカバーしようとします。そのことでミトコンドリアの分裂が活発になり、ミトコンドリアが増加します。

真核生物の細胞小器官であるミトコンドリアは、すべての細胞の中に存在します。

ヒトでは、肝臓、腎臓、筋肉（心臓を含む）、脳など代謝の活発な細胞に、数百から数千個存在します。

そのなかで、**とくに健康長寿に大きく関係するのは、筋肉の細胞の中に存在するミトコンドリアです。**

筋肉には、心臓を動かす筋肉（心筋）、内臓を動かす筋肉（平滑筋）、体全体や手足を動かす筋肉（骨格筋）の3つがあります。そのなかで、自分の意思でコントロールできるのは骨格筋だけです。

骨格筋には、瞬発力を発揮する白筋と、持続力に優れた赤筋があることは、すでに述べました。**ミトコンドリアを増やすうえで、どちらの筋肉がいいかと言うと、赤筋です。**赤筋を刺激すると、白筋よりも効率よくミトコンドリアが増えます。

歩いたり、ゆっくり走ったりする有酸素運動を行えばいいのです。ミトコンドリアは、とくに背筋と太ももの筋肉に多く含まれているので、背筋を伸ばしてよい姿勢で行う運動が効果的です。日常生活の中で、姿勢を意識するだけでも効果があったという人もいます。

Dr周東の運動指導の本

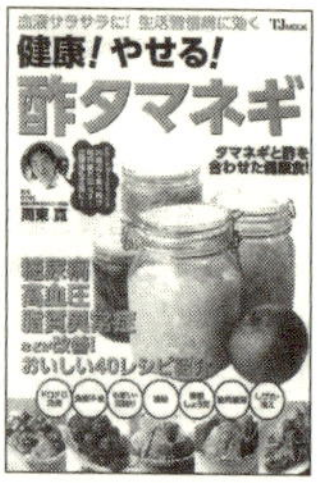

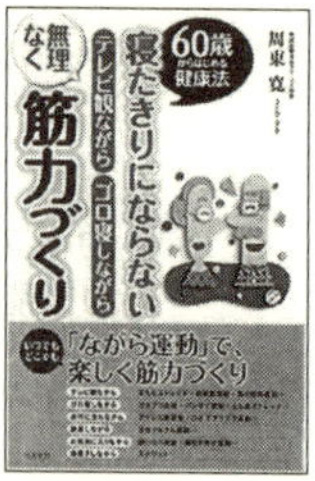

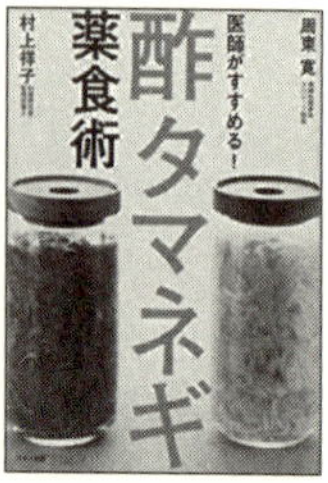

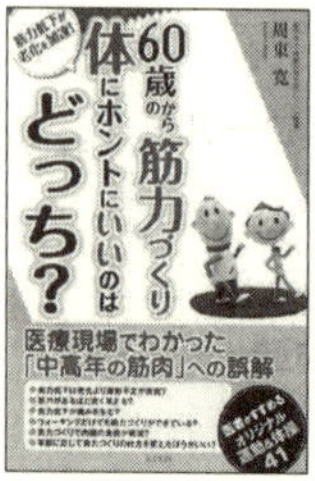

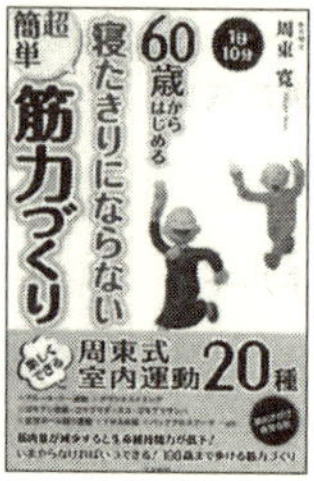

ミトコンドリア幼若化促進法として、次のようなものがあります。

①温熱療法　②鍼灸療法　③光線療法

④高波動療法

⑤乳酸菌培養分泌液

⑥幹細胞培養分泌液

⑦寒冷療法（足から膝に水をかける）
ａ冷たい水を足元から膝までかける
ｂサウナ後の水かぶり
ｃ岩盤浴後のクーリング

⑧空腹時運動療法……空腹時に20分ほど我慢するだけで、身体はエネルギー不足を感じ、慌ててミトコンドリアを分裂させます。空腹時20分我慢は、ミトコンドリアを分裂させる方法でもあるのです。

空腹を我慢して運動をすると、身体は「空腹時20分我慢」より以上にエネルギー不足を感じ、即刻なんとしてでもエネルギーを作ろうと、ミトコンドリアを分裂させて増やし、エネルギーづくりに精を出します。

空腹を20～30分間我慢してから、３分間の筋トレをし、その後すぐにタンパク質を摂り、そのあと野菜を食べると、満点といってよいでしょう。

⑨断食療法

ミトコンドリアを増やす食材、薬、健康食品

ミトコンドリアを増やす食材としては、適量の三大栄養素のほかに硫化アリル、栄養素である亜鉛、セレン、タウリン、抗酸化物質であるスルフォラファン、リコピン、ポリフェノールなどがあります。

アメリカの大手ケミカル製品メーカーでは、DNAチップという最先端の手法を用いて、ミトコンドリアを活性化させる複数の成分を組み合わせた究極のミトコンドリアサプリメントを商品化しています。

薬や健康食品では、L-カルニチン、タ

よい食生活習慣
ミトコンドリアを増やす食材

【食材】	【成分】	【効果】
●ニラ	硫化アリル	抗酸化物質に変化
●ニンニク	硫化アリル	抗酸化物質に変化
●タマネギ	硫化アリル	抗酸化物質に変化
●トマト	リコピン	活性酸素を抑制
●スルメ	タウリン	ミトコンドリア増殖に不可欠
●ブロッコリースプラウト	スルフォラファン	抗酸化物即こ変化

アメリカの大手ケミカル製品メーカーでは、DNAチップという最先端の手法を用いて、ミトコンドリアを活性化する複数の成分を組み合わせた、究極のミトコンドリアサプリメントを商品化している

ウリン、漢方コウジン末、人参湯、ビタミンB1、B2、B6、B12などがあります。漢方コウジン末は、謝機能減衰や食欲不振に効果があるため、一般には健胃や強壮の目的で用いられています。

生野菜、果物を食べる

買ってきたばかりの生野菜や果物は生きていて、生きた酵素が含まれています。生野菜や果物を温めたりしないで、そのまま食べると生きた酵素を摂取できるので、ヒトの消化酵素を節約することができます。

生野菜や果物をそのまま食べると、ビタ

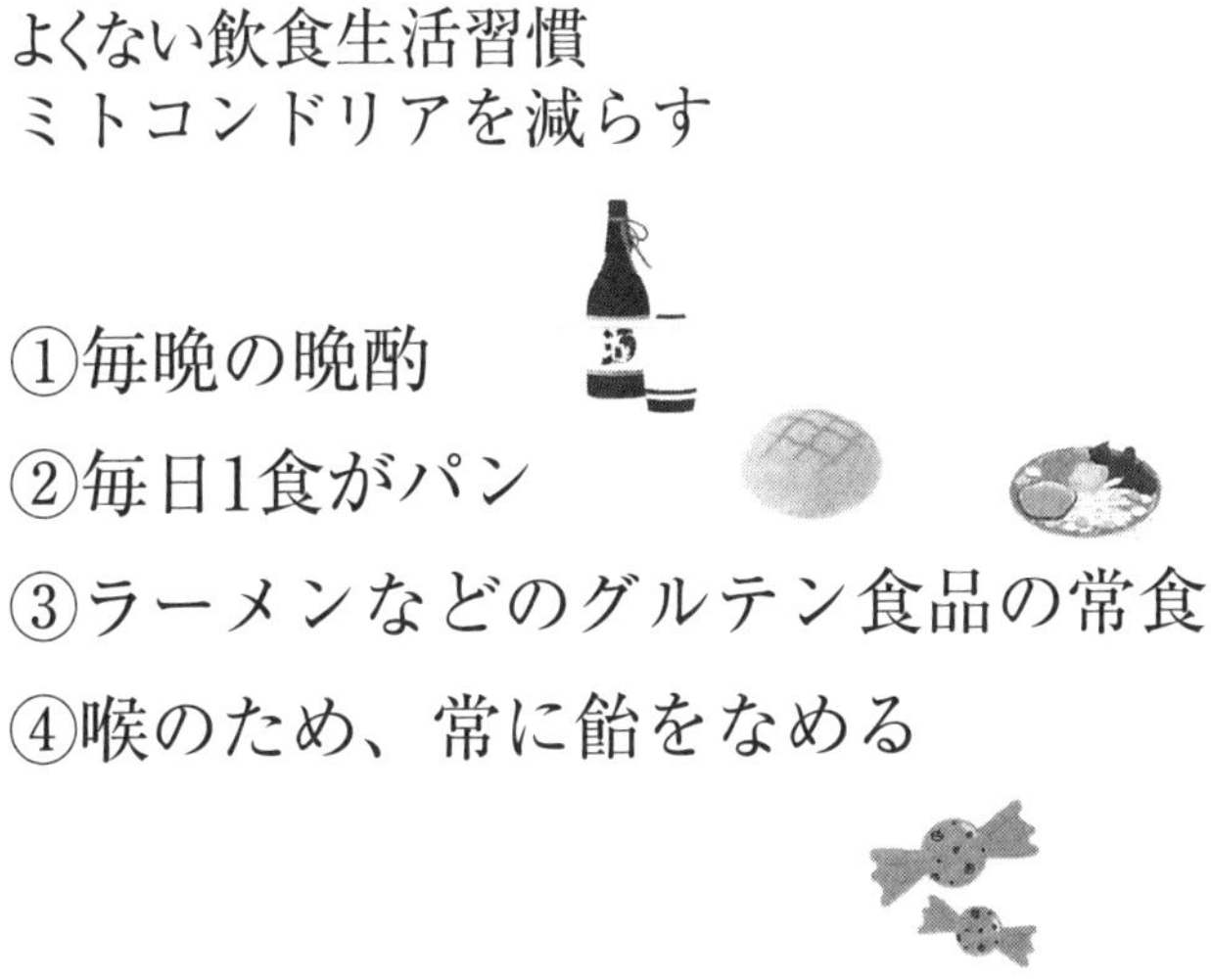
よくない飲食生活習慣
ミトコンドリアを減らす
①毎晩の晩酌
②毎日1食がパン
③ラーメンなどのグルテン食品の常食
④喉のため、常に飴をなめる

ミンやミネラルを摂取することができます。

消化酵素の節約がミトコンドリアの脂肪代謝を活性化しエネルギー増産となる

食べるものの順序で、ミトコンドリアを増やす方法があります。酵素を多く含んでいるものを先に食べるのです。そうすると、胃の上部で、植物由来の酵素による自己消化が起こります。食べたものの中に含まれていた酵素による消化が起こるのです。

これは、酵素を多く含む食べ物を食べないと起こらないことです。この植物由来の酵素による自己消化により、消化酵素を節約することができます。

消化酵素の節約は、ミトコンドリアへの代謝酵素の供給を増やします。十分に代謝酵素を得ることにより、ミトコンドリアの脂肪代謝は活性化され、エネルギーが増産されます。

13

サイクリックAMPが新陳代謝を高め、生命維持物質の産生を活発にする

2型糖尿病合併症の原因を探求するようになった

糖尿病合併症においては、糖化や酸化ストレスによる「細胞の代謝機能の低下」が主な原因とされています。

また、再吸収血糖による酸化ストレスも「腎近位尿細管の再吸収血糖の問題」として、考慮してきました。

罹患期間が長くなると、血管内皮細胞の異常が明らかになり、これが血管イベントとしての合併症に繋がります。しかし、糖尿病による発がん性の理由や、血管平滑筋の肥厚による血管内腔の狭窄、血管壁の石灰化についても、他に因子が存在する可能性があるとして、その因子を追求してきました。

総論的には、高血糖に細胞代謝の異常が主な原因です。

各論的には、高血糖による糖化や活性酸素の増加による酸化ストレスの増加が、血流中のごみタンパクAGE・MPP（ミイラ・タンパク物質）を増加させ、細胞に障害をもたらし、血管内皮細胞の障害に至ったと考えられます。

インスリン分泌顆粒がしっかり増幅されれば完全に熟成された良質インスリンが分泌される

ミトコンドリアのATPからサイクリックAMPへの変換不足により、インスリンホルモン分泌顆粒の増幅不良が生じ、これが糖尿病罹患者それぞれのインスリンの質の差をもたらすと考えてきました。

この理論に基づき、遂には「残存インスリン(＝Remaininng Insurin)」は、じつは「残骸インスリン(＝Debris Insurin)」だとの概念に至り、「残存インスリン」を「残骸インスリン」と言い直したのです。

サイクリックAMPを増やすことが大切

膝が痛いときに、上手に膝を叩くと、膝の痛みが取れることがあります。これは、血流が良くなると、酸素も栄養も充分に流れ、細胞に吸収されて代謝が高まるからだと説明されています。

そのとおりですが、これをもう一歩を進めると、次のようになります。

上手に膝を叩くと、ファーストメッセンジャーであるオステオカルシンが増加して

ミトコンドリアが活性化して、代謝が高まる
↓血管内細胞の一酸化窒素、サイクリックＧＭＰも増える
↓平滑筋細胞内のカルシウムイオンが追い出されて、平滑筋が弛緩する
↓血管が拡張する
以上のポイントは、セカンドメッセンジャーの増加です。

代表的なセカンドメッセンジャーの一つのサイクリックＧＭＰが増加し、活性化すると血流が良くなります。

同じく最も代表的なセカンドメッセンジャーであるサイクリックＡＭＰが増加し、活性化すると代謝を高めます。

サイクリックＡＭＰが増加すれば、サイクリックＧＭＰをはじめとする他のセカンドメッセンジャーが一緒に増えていきます。ですから、サイクリックＡＭＰを増やすことが一番大切です。

セカンドメッセンジャーを働かせないと、ホルモンの信号が充分に伝達されなくなります。

ホルモンの信号が充分に伝達されないと、ホルモン分泌のみならず、細胞の分化、増殖、免疫応答などもうまくいかなくなります。

これは、全身の関節のあるところを叩いて、揉んで、擦（さす）ると、それだけでセカンドメッセンジャーが上がり、健康になるということです。

サイクリックＡＭＰが増加すると細胞が活性化

私が医学博士号を取得したときの研究テーマは「サイクリックＡＭＰと体細胞」でしたが、このことが今から10年ほど前から話題になってきました。

私の研究では、電気治療による理学療法（電気理学療法）により体は安静状態、筋肉は医療機器によって運動させられている状態をつくると、体内のサイクリックＡＭＰが増加し、臓器や筋肉、骨格などの細胞が活性化することが明らかになりました。

最近の研究では、サイクリックＡＭＰの増加により細胞の新陳代謝が高まり、有害物質の排泄が促進され、生命維持に必要な体内物質の産生が活発になることも確認されています。

サイクリックＡＭＰは薬物（シロスタゾール）によって増やすことができ、血小板の異常凝集が少なくなり、それによって血栓が取り除かれたという報告も多くなっています。

サイクリックＡＭＰは、運動によっても大きくなります。この点でも運動の健康効果は明らかです。

14

ミトコンドリア産出のATPが、インクレチンによりcAMPとなり、インスリン分泌顆粒を増幅し、良質インスリンが分泌される

生体を41℃にまで温かくできるハイパーサーミアにより、温熱療法があらためて注目され始めています

私は患者さんに「歳をとるほど若返ってください」という言葉をかけることがあります。ちょっと変な表現ですが、こんな取り組みがあってのことです。

高熱を発すると細菌が死滅するので、細菌感染を治すことができる温熱療法、熱療

法があります。

高熱を発すると細菌が死滅するということが明らかになった19世紀後半には、とても注目され、発熱させることを目的に細菌感染させたり、毒性を取り除いた細菌を混ぜあわせたワクチンがつくられたりしました。

やがてそれらのことに大きな副作用のあることが明らかになったのですが、温泉、岩盤浴などについては、民間で温熱療法として根強く残り続け、よい効果を発揮し続けました。

最近、電磁波によって生体を41℃にまで温かくでき、副作用のないハイパーサーミアが発明され、温熱療法があらためて注目され始めています。

ヒトの体は、42℃になると高熱の著しい悪影響を受けるので、ヒトの体を42℃以上に上げてはなりません。これが大事なポイントの一つです。

もうひとつ大事なポイントは、**ヒトの体温が41℃になると、ヒトの体内のがん細胞の温度は42℃～43℃にまで上昇します。**

がん細胞は血流が悪いために、正常細胞群のように、動脈、静脈ともに血管を拡張

14 ミトコンドリア産出のATPが、インクレチンによりcAMPとなり、インスリン分泌顆粒を増幅し、良質インスリンが分泌される

させて血流をよくし、熱を逃がすことができないためです。42℃〜43℃にまで温度が上昇すると、がん細胞は死滅します。

そのため、生体を41℃にまで温かくできるハイパーサーミアは、がん治療に効果がある、ということになります。

私のクリニックには、もちろんハイパーサーミアが導入され、治療効果をあげています。

温熱療法については、30年ほど前に「酢足浴」を考案して、これを広げました。その10年後には、私がまたしても岩盤浴を考案し、これはたちまち全国に広がり、一大ブームになりました。ハイパーサミア治療法を取り入れて、末期がん対策をはじめたのは、その後のことですが、「がん細胞は高温で死滅する」ことから、いま静かなブームになっています。

最近は、テラヘルツを入れた「陶板浴」を導入し、温熱療法による癌の治療、健康増進も進めています。

運動は本人の努力でできる自立した健康法

いまや「アンチエイジング」「抗老化」というより「リバースエイジング」「若返る」ということを強調する時代です。

たくさんの患者さんと接していますと、イキイキとしていて治りが早く、若返っていくような感じさえする方がいます。

そんな患者さんに共通しているのが心意気です。もう年だからとあきらめていないし、何事にも前向きです。できるだけ自分で健康を維持しようと努力しておられます。

医者として観察していても、薬の効き目がいいし、病気の治りも早いのです。

現代医療は進歩していますが、だからといって医療や健康保険制度、介護保険制度を主役にすべきではありません。それらは患者さんの自立を健康面で補助するものであり、主役は患者さんなのです。

自分の体に合った運動を選び、筋肉量の減少を抑えて老化防止を心がけることは、そうした医療、健康保険制度、介護保険制度のありかたと一致しています。

運動は健康にいい生活習慣をつくる

病気になったり怪我をしたりしてはじめて、「自分の体が正常に機能することが、けっして当たり前ではないことに気づいた」とおっしゃる患者さんがおられます。というより、かなり多いです。

私たちは普段、胃の存在などすっかり忘れていますが、胃炎になったり胃潰瘍になったりしたとき、その痛みとともに胃の存在を意識します。

その意味では、体のことを忘れていられる状態が健康であるとも言えますが、その分、体の異変が表面化するまで気づかずに過ごしているとも言えます。そのリスクは中高年になるほど高くなります。

私は、若いころは呼吸器系、とくに肺ガンと喘息を専門に研究していました。そのころ、なぜ肺ガンになったのか、なぜ喘息が治らないのかを調べていくうちに、共通の原因があることに気づきました。それは「悪い生活習慣」、いわゆる不摂生です。

今日でこそ「成人病」の多くは「生活習慣病」と呼ばれるようになりましたが、当時は、まだ「生活習慣」に対する意識は低く、本気で警鐘を鳴らす医師も少数でした。

健康にいい生活習慣かどうかをチェックするポイントは、「運動」「食事」「心」「生活全体のリズム」の四つです。

このなかで中高年期になるほど軽視されがちなのが「運動」と「食事」です。

運動は自律神経を安定させる

運動をすると心拍数が上がり、汗をかいて放熱します。これは交感神経の働きです。

運動終了後、疲れた体を修復するのは、副交感神経の働きです。

自分の体に合った運動をすると、この二つの神経の切り替えがうまくいき、自律神経のバランスがよくなります。

私は40年近く、自律神経のバランスとともに、ホルモンの分泌、免疫の働きの三つを安定させることが健康の基本であると唱えていますが、そのためにも運動すること、歌うこと（健康カラオケ）はとても効果的です。

運動は骨の劣化も防ぐ

「年を取ると背が低くなる」といわれます。それは骨が劣化し、椎間板がつぶれるからですが、年を取るにつれて運動量を加減少していることも関係しています。

宇宙飛行士に「廃用障害」として骨の劣化が起こったように、骨は重力による負荷がかかると、それに耐えられるようにカルシウムやコラーゲン線維の量を増やします。その結果、骨は強くなります。

地上で生活していれば、それだけで骨に重力の負荷がかかっていますが、運動をすることでさらに大きな負荷がかかると、骨はもっと強くなります。

とくに中高年になると、骨の劣化は進みやすいので、歩くこと、運動をすることで骨を強くするよう心がける必要があります。

インスリン分泌顆粒は、よく増幅されたものでなければインスリンの量は足りていても、質は低下したものになる

インスリンの質の問題については、プロインスリンの報告がありますが、私は違った角度から、インスリンの質の変化、ありようについて疑問を抱きました。細胞膜の電位差により、たくさんのカルシウムイオンがカルシウムチャンネルより流入するに従って、インスリン分泌顆粒が急増します。

ヒトはたくさん食べると、インスリン分泌顆粒をたくさん要求します。そのインスリン分泌顆粒は、増幅経路によってよく増幅されたものでなければなりません。増幅不足である場合は、インスリンの量は足りていても、質は低下したものになると考えたのです。

質の悪い未熟インスリンを、量で補うと「高インスリン血症」となります。

血糖値が高い人は、「高インスリン血症」になり合併症が憎悪していきます。ここで忘れてはならないのは、**糖尿病でない方も75gOGTTで高インスリン血症を発見**

していいます。高血糖であるが、糖尿病のガイドラインに従って、糖尿病と診断されていないだけです。

ミトコンドリアが産出したATPが、インクレチンによりcAMPとなり、インスリン分泌顆粒を増幅することにより、よいインスリンが分泌される

ミトコンドリアは、エネルギー（ATP）を産出し、これがインクレチン（ファーストメッセンジャー）のおかげでcAMP（セカンドメッセンジャー）となり、細胞内で潤滑などに関する運営をつかさどり、増幅作用も行います。

増幅経路はとても重要であり、増幅経路には多くのサイクリックAMPが必要です。しっかり増幅されればインスリン分泌顆粒からは、完全に熟成されたよいインスリンが分泌されると考えました。

そして、増幅経路で充分に増幅することが、ヒトの健康にとって、とても大切であ

ることを強調してきました。

この増幅作用は、膵β細胞だけではありません。人体のすべての細胞において行われています。

細胞内にしっかり活性化されたミトコンドリアがあることにより、産出された多くのATPを、サイクリックAMPに変換させるためには、インクレチンおよびアデニール酸シクラーゼの働きが必要です。

インクレチンは、全身の細胞でミトコンドリアのホルモン産出を増幅させ良質なホルモンにするため、とくに重要

腸管から産出される「インクレチン」は、全身の細胞でミトコンドリアのホルモン産出を増幅させて、良質なホルモンにしてしまうため、四つの健康ホルモンの一つとして、とくに重要です。本書で角度を変えてインクレチンについて長々と述べているのはそのためです。

この一連の動きを高めるためには、「適切な食事」と「適度な運動」からなる健康的な生活習慣が必要です。

実はこの理論が健康長寿のカギです。ここがとても重要です。

それに酸素、水、タンパク質、ミネラルがとても重要です。三大栄養素のひとつとしてのタンパク質、それに脂質、炭水化物も、もちろん大切です。しかし、これらは言うならば、付属して必要だということです。

そしてこれらすべてが、最も大切なホルモンの原料であり、起動力でもあります。

Dr周東の「新生活習慣」で、第4の健康ホルモンインクレチンを増やしアディポネクチン、マイオカイン、オステオカルシンを増やそう

ファーストメッセンジャーである健康ホルモンの分泌という観点からは、すでに述べたように空腹時に真っ先に食べるのは、チーズや卵などの高タンパク質ということになります。このとき同時に水分を摂取してください。

そのことにより、インクレチンが増え、運動、筋トレにより、アディポネクチン、マイオカイン、オステオカルシンという3つの健康ホルモンを増やすことができます。この3つの健康ホルモンについては、この後詳しく述べます。


朝起きたらすぐに歯を磨き、うがいをしてから水分を補給。

そして、チーズや卵を食べて、また水を飲みましょう。

朝ごはんはタンパク質の卵から食べ始めて、ブロッコリーなどの野菜、大豆などへ。

インクレチンを増やす「新生活習慣」です。

私は次のように、『Dr周東の理論「インスリン」を増やす新生活習慣』の図を更新し、引き続き患者さんに説明をしています。

14 ミトコンドリア産出のATPが、インクレチンによりcAMPとなり、インスリン分泌顆粒を増幅し、良質インスリンが分泌される

Dr 周東のこだわりの

「新しい生活習慣」を作ろう

「若くて健全なミトコンドリア分裂」をさせる生活習慣です
さらに、ミトコンドリアを元気にして良い働きを助ける
運動と食事の生活習慣

空腹時にはまず

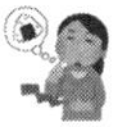

1.「**20 分の我慢**」して
若くて健全なミトコンドリアが増加

2.出来れば**3 分の気合筋トレ**で
ミトコンドリアを元気に
活性化させる

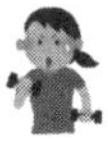

3.その後に卵・チーズ・豆などの
プロテイン食を選びましょう!

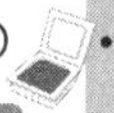

腸管ホルモン「**インクレチン**」を増やす

健全なミトコンドリアの増加法

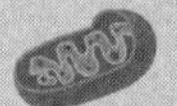

- ラドン・ホルミシス・テラヘルツ
- 温熱療法・電気リハビリ
- 有酸素運動
- 背筋を伸ばす
  （→ 元気）
- 寒さを感じる
- 空腹を感じる
  （→ 分裂）

すべての細胞(体細胞)のミトコンドリアに

【四つの健康ホルモン】

アディポネクチン・オステオカルシン
マイオカイン・インクレチン
の力でミトコンドリアを助けよう

健康ホルモンは
ミトコンドリア産生の ATP→cAMP にする!!

15

褐色脂肪細胞から分泌される「アディポネクチン」が動脈硬化を防ぐ

心臓を保護し、動脈硬化を防ぎ、インスリンのはたらきを正常に戻してくれる「アディポネクチン」

脂肪細胞から分泌される善玉ホルモンの「アディポネクチン」は、「アディポサイト＝脂肪細胞」と「ネクチン＝色んなものに引っ付きやすい」の合成語で、「奇跡のホルモン」とも呼ばれています。

15 褐色脂肪細胞から分泌される「アディポネクチン」が動脈硬化を防ぐ

善玉ホルモンの「アディポネクチン」には、次のような優れた作用があります。

血流に乗って全身を巡り、血管壁の傷や炎症を見つけて、素早くそこにくっついて修復してくれます。

高血圧や動脈硬化を予防・改善してくれます。

血糖を調整するインスリンの働きをよくして、糖尿病を防いでくれます。

百歳以上生きた方のアディポネクチン血中濃度は、若い年代の2倍であるとの報告もあります。

インスリンのはたらきを正常に戻してくれます。

動脈硬化を防いでくれます。

心臓を保護してくれます。

「アディポネクチン」が低下すると、次のようなリスクが高まります

循環器疾患の発症リスクが高まります。

肥満、糖尿病、高血圧、メタボリックシンドロームなどの生活習慣病では、アディポネクチン値の低下が問題視されています。

したがって、血中アディポネクチン濃度を高めると、生活習慣病や循環器疾患の予防・治療に有益です。

「アディポネクチン」を増やす食生活

内臓脂肪が増えるとアディポネクチンの分泌が減ってしまうので、糖質を抑えた食生活をして、太らないようにしましょう。

糖質を必要以上に摂取すると、血糖値を下げるホルモンである「インスリン」が分

15 褐色脂肪細胞から分泌される「アディポネクチン」が動脈硬化を防ぐ

泌されますが、脂肪が形成され、アディポネクチンの分泌も減ってしまいます。

ダイエットを心掛けている方は、油を避けがちですが、オリーブオイル、亜麻仁油、魚油などの良い油は、老廃物の代謝を促進し、アディポネクチンを増やしてくれます。

アメリカで行われた研究では、「食物繊維を豊富に含むオートミールやオールブランを日常的に摂取している人は、アディポネクチンの数値が高い」という結果が出ています。

食物繊維は、アディポネクチンの増加効果が期待されています。

アディポネクチンを増やすには、マグネシウムも良い影響をおよぼしてくれると言われています。

マグネシウムは、海藻類やゴマなどに豊富に含まれています。

わかめ、ひじき、干し海老、ゴマ、アーモンド、大豆および大豆製品にも豊富に含まれています。

アジ、イワシ、サバ、サンマなどの青魚には、ＥＰＡが豊富に含まれています。そのＥＰＡもアディポネクチン増加効果があります。

日々の軽い運動が、内臓脂肪代謝の鍵であるアディポネクチンを増やす

「長寿ホルモン」アディポネクチン値は、ミトコンドリアの量を反映しています。私はほぼ比例していると考えています。

肥満になる（脂肪が増える）ほど、アディポネクチンの分泌量は低下するのですが、その肥満で注意すべきは、内臓脂肪です。内臓脂肪が増えて、溜まって、「メタボ」の状態になると、アディポネクチンの分泌量は低下してしまいます。

そのため、アディポネクチン値は内臓脂肪量をあらわしているとも言えます。

血中のアディポネクチン量を一定に保っておくと、動脈硬化の進行を遅らせることができます。

運動をすることによりアディポネクチンを増やすことができます。**アディポネクチンを増やす基本は運動である**、とも言えます。

アディポネクチンを増やす運動は、激しいものでなくてよく、日常生活にウォーキングを取り入れるだけでも、数ヶ月ほどで効果が出てきます。

日常生活にほんの少しウォーキングを増やすことにより、ウェストのサイズが小さくなったら、それはアディポネクチンの分泌量が増えたと考えてよいでしょう。

アディポネクチンは、健康脂肪細胞から分泌される脂肪を燃やすホルモン

アディポネクチンが分泌されるのは、健康脂肪細胞である褐色脂肪細胞です。アディポネクチンが燃やすのは、脂肪細胞のなかの白色脂肪細胞です。褐色脂肪細胞から分泌されるアディポネクチンが、「増え過ぎた悪玉である白色脂肪細胞を減らそう」と、燃やしてくれるのです。

実はもう一つのホルモン「レプチン」は白色脂肪細胞が増えると高値になります。これは当初は悪玉とされていましたが、私の研究ではむしろ善玉でした。中枢の視床下部に対して、もうこれ以上食べないようにと高値を示していたのです。私はこれを「食べ過ぎホルモン」と呼んでいます。レプチンは、「食べ過ぎている」そして「もう食べないで」と知らせてくれているのです。

アディポネクチンの分泌量は、活性酸素による酸化ストレスによって低下します。喫煙は、アディポネクチンの合成機能を弱めます。

小麦粉食品を極力減らしてください。グルテンの悪さが、アレルギー悪化、糖尿病悪化、関節痛、頭痛に関わり、まさにミトコンドリアの代謝を妨害し、むしろ敵対作用をすると思われます。

小麦粉は国産品が良いです。輸入小麦粉は、遠方の国々から、船で赤道を経て輸送されるものが多く、腐敗を防ぐために大量の防腐剤が混入されている可能性があります。

16

筋肉が分泌する「マイオカイン」が全身に良い影響を与えている

筋肉が全身に良い影響を与える「マイオカイン」を分泌している

骨格筋（筋肉）は、筋トレをすると内分泌器になります。その筋肉から分泌されるホルモンのマイオカインには、筋肉を動かすことによって分泌される「運動誘発性」があります。そのため、運動をすることによって、マイオカインが分泌され、さまざまな臓器に対して良い影響を与え、肥満や糖尿病などさまざまな疾患の予防につながることが分かってきました。

従来、筋肉はエネルギーを消費する「受け身」の組織だと考えられていましたが、マイオカインの存在が分かったことで、筋肉が良いホルモンを分泌して、他の臓器に良い影響を与えていることが分かってきたわけです。

マイオカインによって、運動と健康の関係がさらに明確になり、運動の重要性に対する科学的な裏づけが強化されはじめています。

筋肉量が増えると、エネルギー消費が増える

筋肉は、活動していない状態でも脂肪や糖をエネルギーにして熱を産生します。基礎代謝とは、じっとしているときの生命維持エネルギー消費量です。その基礎代謝の3割から4割は、筋肉による熱の産生です。

熱を作れないと、糖や脂質が余ります。

脂質が余るとたちまち太ることになり、脂質異常症になることもあります。

糖質が余ることが続けば、糖尿病になります。

糖尿病になると、余った糖が「糖化ストレス」「高インスリンストレス」という状態を引き起こし、動脈硬化、脳卒中、腎疾患、認知症など、さまざまな合併症へとつながっていきます。

糖は重要なエネルギー源ですが、余剰になると悪い働きをするので、気を付けてください。

代表的な3つのホルモンは、「古典的」ホルモン

加齢にともないさまざまなホルモンが減少します。その代表が、次の4つです。

成長ホルモン…………骨や筋肉に作用して成長を促すホルモン
性ホルモン……………生殖器系の発育および性行動に関連するホルモン

16 筋肉が分泌する「マイオカイン」が全身に良い影響を与えている

副腎皮質ホルモン……代謝やストレス応答に関わるホルモン
甲状腺ホルモン………糖や脂肪を燃焼させ新陳代謝を活発にするホルモン

これらのホルモンの分泌を引き起こすのは、筋トレだということが明らかになっています。筋トレを行うと、筋肉の中にある化学物質受容器が刺激を受けます。そこで生じた感覚信号が脳に伝えられ、ホルモン分泌の調節中枢を刺激すると考えられています。

ここからが重要です。成長ホルモン、性ホルモン、副腎皮質ホルモンの3つは、代表的なホルモンであると同時に「古典的」ホルモンでもあります。

さらに亜鉛ミネラルを補充することも重要です。

運動を併用することによって、橋本病（甲状腺疾患）の治療がスムーズになることは、私の臨床研究で明らかになっています。

「マイオカイン」は、内臓ではなく、筋肉から分泌されている

近年は、これらの古典的ホルモンとは別に、新たにホルモンが見つかりました。内分泌腺ではない、臓器からホルモンのような生理活性物質が分泌されていて、臓器間の情報ネットワークを形成しているということもわかってきました。

さらにホルモン様物質は、筋肉からも分泌されていることもわかってきました。その筋肉から直接出ているホルモン様物質が「マイオカイン」です。

「マイオカイン」は、筋肉から直接出ているホルモン様物質の総称です。

筋肉には「内分泌器官」として役割もあり、多くの器官にメッセージを送っているのです。

「マイオカイン」は、脳の海馬を活性化させ、認知症を予防できる可能性がある

マイオカインは、脂肪組織に働きかけて、白色脂肪を褐色化する働きがあるということで、注目されました。

白色脂肪が褐色化する＝褐色脂肪に変われば、褐色脂肪は発熱できるので、じつに大変なことです。

さらに驚くべきは、その後の研究で、脳にも働いて、海馬（＝短期記憶を担う中枢です）を活性化することがわかったのです。認知症は、長期記憶は残り続けるが、短期記憶が失われる！

さらにさらに、マイオカインは血中から海馬に入ることも報告されました。

これは、運動をすることにより、

筋トレをすることによって、
認知症が予防・改善されます

筋肉の細胞から、
健康な脂肪細胞から、
骨の若い細胞から、
「**健康ホルモン**」が発生します。

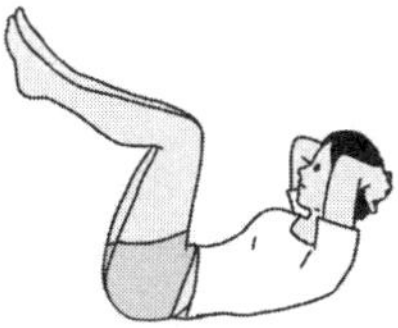

筋肉から分泌されるマイオカインを介して、脳を活性化できるということです。

筋肉は、運動の仕方によって、働きが変化します

筋トレを行えば、内分泌臓器に変わります。
有酸素運動すれば、代謝臓器に変わります。
筋肉は内分泌代謝臓器の代表でもあるのです。

筋トレをした後に有酸素運動をすると運動は効果的

筋肉は、無酸素運動である筋トレで鍛えると、ミトコンドリアに必要な「健康ホルモン」を全身の細胞にメッセージする「内分泌器官」の働きをします。これは解糖系代謝でもあります。

その筋肉が、有酸素運動をしているときは、血中のブドウ糖を取り込み、ミトコン

ドリア系代謝を行います。そのことにより、全身の新陳代謝を高めます。
ですから、運動は、筋トレをした後に有酸素運動をすると効果的になります。

16 筋肉が分泌する「マイオカイン」が全身に良い影響を与えている

17

骨から分泌される「オステオカルシン」のメタボ予防・治療の研究が行われている

私が「四つの健康ホルモン」と名付けたなかの一つ「オステオカルシン」は骨から分泌されている

骨にも血液が流れていることが知られるようになりましたが、骨の骨芽細胞からホルモン様物質が分泌されていることも分かりました。

その骨からのホルモン様物質が、私が「四つの健康ホルモン」と名付けたなかの一つ「オステオカルシン」です。

骨芽細胞から分泌される「オステオカルシン」は、コラーゲンとともに骨の構造を支える役割をしています。骨が「骨格」を形成して、全身を支えることに大きな役割を果たしています。

骨はまさに身を削って、血液中のカルシウム濃度を一定に保ち全身の臓器に良い影響を与え、生命を維持している

骨は「カルシウムの貯蔵庫」であり、新しく生まれる骨は、古い自分の骨のカルシウムを材料としています。ですから、骨は新しく生まれるのではなく、骨は「生まれ変わる」ということです。

その骨が生まれ変わるときの最も大切な材料であるカルシウムは、生命維持のための重要なミネラルです。

その生命維持に重要なカルシウムは、血液中に一定の濃度で存在しています。何か

の拍子に、血液中のカルシウム濃度が低下したときには、骨はカルシウムを溶かして血液中に流し出します。

そのようにして、血液中のカルシウム濃度は一定に保たれているのです。

そのことが、全身の臓器に良い影響を与えているのです。

生活習慣病の改善、脳の発育や発達に、骨が重要な役割を果たしているというのは、骨が血液中のカルシウム濃度を一定に保つために、まさに身を削って貢献していることと大きく関係しています。

骨がそのような役割を立派に果たしていることに、「オステオカルシン」は、大きく関係しています。

オステオカルシンを利用して、糖尿病や肥満など メタボリックシンドロームの予防・治療の研究がおこなわれている

オステオカルシンに関して、とても興味深い動物実験があります。

17 骨から分泌される「オステオカルシン」のメタボ予防・治療の研究が行われている

実験動物を、オステオカルシンを作れないようにすると、どのようになるか。

内臓脂肪が非常に多くなります。

血糖値も高くなります。

それらのことから、オステオカルシンは脂質に影響を及ぼすと考えられます。

糖質にも影響を及ぼすと考えられます。

そのほか、インスリンの濃度が低いことも分かりました。

インスリンには血糖を下げる働きがあるので、インスリンの濃度が低いということは、血糖を下げる作用も低そうだ、ということになります。

インスリンを作る膵臓（すいぞう）とオステオカルシンの関係を調べたところ、オステオカルシンは、膵臓に直接働きかけて、インスリンの分泌を促す作用のあることがわかりました。

またオステオカルシンは、インクレチンを増やしてから、インスリンの増加に間接的に働くとの報告もありました。

そこで現在、オステオカルシンの働きを調節することで、糖尿病や肥満などのメタボリックシンドロームの予防や治療につなげる研究が進められています。

従来、骨は全身を支え保護する役割を持つと考えられてきました。

それが、近年、大きく変わってきました。骨を太く健康にすることは、骨粗鬆症予防になるとともに、糖尿病予防、肥満予防にもなるのです。

さらに、メタボリックシンドローム予防、メタボリックシンドローム改善にもなりそうなのです。

オステオカルシンを活性化させる食べ物

骨ホルモン・オステオカルシンを活性化させるためには、骨密度を高めなければなりません。

骨密度を高めるためには、タンパク質、カルシウム（牛乳・乳製品、小魚）、ビタ

17　骨から分泌される「オステオカルシン」のメタボ予防・治療の研究が行われている

良い細胞を作ることが、ホルモンを増やしてくれる!
老後の健康につながる!
今日から頑張るしかない!!
今から頑張るしかない!!

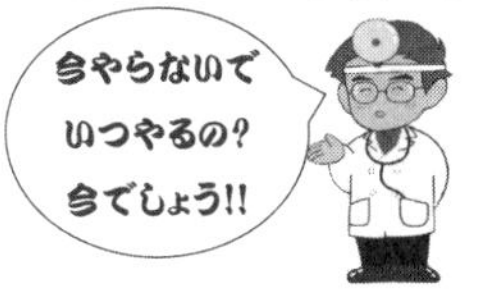
今やらないで
いつやるの?
今でしょう!!

脂肪の刺激	骨の刺激	筋肉の刺激
首や肩甲骨・脇・背骨の周囲を運動やマッサージ	皮膚が赤くなるまでトントン骨にひびくようにたたく	ストレッチや筋トレ
アディポネクチン 血管修復 血栓詰まりを防ぐ善玉物質 脂肪細胞肥大で分泌低下	**オステオカルシン** 若返り効果 しなやかな血管づくり	**マイオカイン** 動脈硬化の予防 脂肪減少を促進 糖尿病改善効果

内臓が刺激され有益なホルモン分泌が増える

亜鉛の重要性

亜鉛は
免疫改善、骨の形成、糖代謝やインスリンの合成・維持、肝臓での重要なタンパク質の合成、皮膚細胞の正常化、味覚細胞の形態維持、性ホルモンの分泌維持、下垂体機能の維持に重要なミネラルの一種。

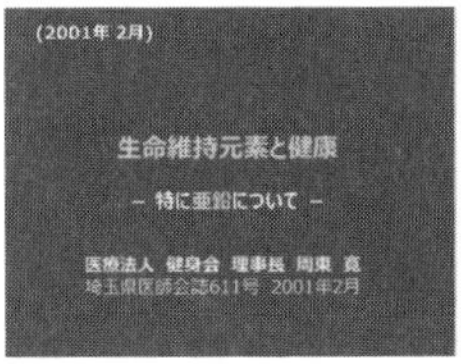
(2001年 2月)
生命維持元素と健康
― 特に亜鉛について ―
2001年2月

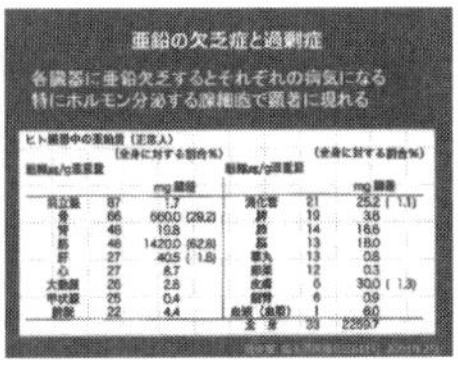

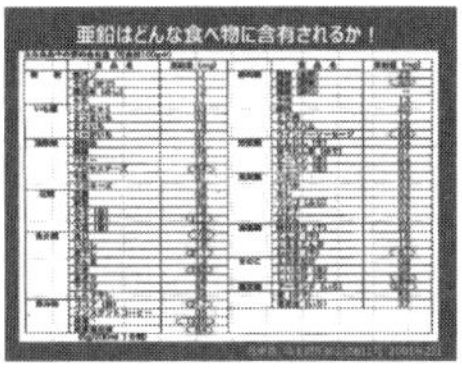

ミンD（魚、干しシイタケ）、ビタミンK（納豆、ブロッコリー）などがお薦めです。希少タンパク「MBP」などもいいようです。

骨ごと食べられてカルシウムが豊富なさば缶、骨の生成に役立つビタミンD、ビタミンKを豊富に含む納豆やきのこ、豆苗などの食材もいいでしょう。

18

最後に再び「四つ健康ホルモン」を、さらに健康にし、活性化させるミトコンドリア

運動療法、食事療法の重要な目的は、健康ホルモンを作ること

インクレチンは、腸管ホルモンであり、健康ホルモンのアディポネクチン、マイオカイン、オステオカルシンを増やす大きな働きをしています。私が「健康ホルモン」とよんでいるのは、まさに細胞内のミトコンドリアを助ける四つのホルモンであるからです。健康のトリガー「ファーストメッセンジャー」と私は名付けました。

運動療法、食事療法は、健康ホルモンの分泌を高めることが第一義です。

生まれた時からずっと根源的に影響され、生かされてきたホルモンの原料は、ミネラルとタンパクです。

日々適切な運動を行い、適切な食事を摂っていれば、良いホルモンが適切に産生され、健康に生きていくことができます。


インクレチンを増やすためには、空腹時にせんべい（炭水化物）や果物（糖分）を食べないようにしましょう。ジュースなどの糖分も摂らないようにしましょう。

空腹時には、卵やチーズなどの高タンパクを食べましょう。

私の患者さんの多くは、この食べ方を実施することで、糖尿病などの病気がずいぶん改善されています。

やはり空腹時にまずタンパク質を摂ることが正解

空腹時にタンパク質を最優先に食べていただくと、インクレチンがすぐに増えます。この腸管ホルモンのインクレチンは、全身の細胞から産生されるホルモンを、より一層良いホルモンにしてくれます。

小腸で産生されるインクレチンのおかげで、インスリンの質が良くなり、合併症も減ります。糖尿病になりやすい体質そのものも改善してくれます。

空腹時にタンパク質を食べる。これこそが「食事療法の神髄」です。

空腹時にタンパク質を食べて、インクレチンがたくさん産生された後に炭水化物を食べると、質の良いインスリンが増えてきます。

インクレチンは、全身の細胞から出てきたホルモンを良質なものにするので、私は「健康ホルモン」と呼んでいるのです。

「適切な食事」と「適度な運動」からなる健康的な生活習慣がインクレチンの一連の動きを高める

ミトコンドリアは、エネルギー（ＡＴＰ）を産出し、インクレチンによってｃＡＭＰ（セカンドメッセンジャー）となり、増幅経路でしっかり増幅されれば、完全に熟成されたよいインスリンが分泌されます。

この増幅作用は、膵β細胞だけではありません。人体のすべての細胞において行われています。

細胞内にしっかり活性化されたミトコンイドリアがあることにより、産出された多くのＡＴＰを、サイクリックＡＭＰに変換させることができるのです。

ですから、腸管から産出される「インクレチン」は、四つの健康ホルモンの一つとして、とくに重要です。

酸素を使ってエネルギーをつくることができる好気性バクテリアが真核細胞と共生してミトコンドリアになった

ミトコンドリアは、私たちの細胞の中に、外部から入り込んだ（あるいは、私たちが細胞の中に取り込んだ、もともとは外部の）生物です。

そのミトコンドリアは、自分だけのＤＮＡを持ち、自分自身の膜も持っています。

そのため、他のＤＮＡと協調し、分裂して数を増やしていくことができます。

ミトコンドリアは、エネルギーを産生することができます。エネルギーの貯蔵物質である糖、より詳しくはＡＴＰ（アデノシン三リン酸）を作り出すことができます。ＡＴＰは、呼吸や体湿保持、神経伝達など、ヒトのあらゆる生命活動に使われています。動物は、葉緑体をもたないので、光合成をすることはできないのですが、細胞内にミトコンドリアを持つことにより、エネルギーを産出することができます。

シアノバクテリア（藍藻）という光合成を行う原核生物の出現により、地球に酸素が供給されるようになり、その酸素を使ってエネルギーをつくることができる好気性バクテリアが出現しました。

その好気性バクテリアが、真核細胞と共生することにより、ミトコンドリアになりました。そのことにより、真核細胞の酸素を利用するエネルギー生成系が発達し、三葉虫のような古代生物が誕生しました。

その古代生物から魚類、鳥類、哺乳類などが誕生したと考えられています。

生物は、環境が変化するたびに他の遺伝子と混ざり合い、環境に適応した機能と構造を有するタンパク質を作る遺伝子が創生され、進化してきたということです。これは、ダーウィンの進化論を補強する理論です。

「四つの健康ホルモン」に不可欠なもの
ミトコンドリアに不可欠なもの

18 最後に再び「四つ健康ホルモン」を、さらに健康にし、活性化させるミトコンドリア

私は２０２３年の年末に、さらに発見しました。

空腹時にタンパク質を摂取すること、日々適度な運動をすることは、ミトコンドリアが活性化することを助けることになります。

活性化されたミトコンドリアが増えると、「四つの健康ホルモン」の分泌も増え、健康で元気な良い「四つの健康ホルモン」に仕上げてくれるのです。

「四つの健康ホルモン」には、適度な運動と正しい食事の実行が不可欠です。

ミトコンドリアに最低限必要なもの

①三大栄養素
②酸素
③水分
④電解質
⑤ビタミン
⑥酸化防止物質

⑦熱量
⑧光。赤外線、赤線、青線、緑線など、ミトコンドリアに役立つ光。
紫線、紫外線は殺菌作用があり、体に長く照射すると、ミトコンドリアに有害です。

人間はエネルギーを使って必要なホルモンをつくりホルモンによって生かされている

「生命を営む」それはミトコンドリアが担うエネルギー産生に頼っています。生命力はその強さを表すこと、とも言えます。

動物や植物の生命にはエネルギーが必要です。それを産生するには、ミトコンドリアの元気さに頼っています。すなわちミトコンドリアは生命力の源と言ってよいのです。

ミトコンドリアがエネルギーを産生するには、三大栄養素をもとに、水と酸素を利用し、ATP、AMPを繰り返します。

私が新しく意識した「ミトコンドリア本来の役割」「最終的な役割」、それは「良質なホルモン」をつくることです。

ミトコンドリアは、これまでエネルギーをつくるとされていました。これは事実ですが、そのエネルギーがどのように利用されていくかというと、エネルギーATPが、アデニール酸シクラーゼ（AC）という酵素によってサイクリックAMPにされ、細胞内ホルモン分泌顆粒を増幅させ、〝良質なホルモン〟をつくるにいたるのです。

人間はエネルギーを使って必要なホルモンをつくり、「ホルモンによって生かされている」のです。

酵素、ホルモンの原料は、たんぱく質をはじめとする三大栄養素をもとに、ミネラル、水、酵素が中心であり、ビタミンなども関与しているのです。

19

「四つ健康ホルモン」を、さらに健康にし、活性化させるミトコンドリア02

骨芽細胞から分泌されるオステオカルシンで、糖尿病や肥満などを治療

軟骨はスポンジのように水を含み、いつも弾力性がある状態でいることが必要ですが、神経がないので痛みを感じることがありません。そのため、加減することなく強い運動、重い体重をかけた運動をすると、軟骨組織を壊してしまいます。

また食べ過ぎると、インスリンを過要求するため、急速に「未熟インスリン」を作って放出することになり、「未熟インスリン」が血糖の過剰反応性を増加させてしまいます。

すると膵β細胞が、反射的にカルシウムイオンを細胞内に流入させ、「インスリン分泌顆粒」の過剰産生が行われます。

食べ過ぎ、早食いにより高血糖状態になると、正常化にさせようと、急速に大量の「未熟インスリン」が動員され、「高インスリン血症」になってしまうことが多いようです。生活習慣を改善して、健全なミトコンドリアに保ちながら、ミトコンドリア分裂をさせれば、ミトコンドリアを若返りさせることができます。

オステオカルシンとインクレチンは、お互いに増やし合い共同してインスリンの分泌を促しているのでは

動物実験でオステオカルシンを作れないようにすると、内臓に非常に多く脂肪を貯

める結果になった、という報告があります。このことから、オステオカルシンは脂質に影響及ぼすと考えられました。と同時に、オステオカルシンを作れなくなると、インスリンの濃度が低くなることも分かりました。

オステオカルシンは、直接に膵臓に働きかけて、インスリン分泌を促す作用のあることがわかったわけです。

また、インクレチンとオステオカルシンは、お互いに増やし合う関係で、それぞれがβ細胞に対して働きかけて、共同してインスリンを増やしているようです。

そこで私は、アディポネクチンもおそらく同じではないかと考えました。

インクレチンやオステオカルシンと共に、直接にβ細胞の細胞膜からレセプターを通じて細胞内に入り、アデニール酸シクラーゼを活性化し、ミトコンドリア産生のATPをcAMPに変換しているのではないかと考えました。

基礎代謝と筋肉について

ヒトの基礎代謝の４割ほどは筋肉です。身体が休んでいるときも、筋肉はエネルギーを産生しています。筋肉は、脂肪や糖を代謝して熱を産生し、エネルギーを産生しているのです。

日々筋トレを行っていると、筋力が強くなり、筋肉量が増加します。そのことによって、基礎代謝が盛んになります。睡眠中でも、酸素を使って糖代謝、脂質分解などが行われています。

筋トレが身体にいいのは、代謝が高まり、エネルギー産生が増えることのほかに、血流が良くなるなどのこともあります。しかし、「ＡＴＰをサイクリックＡＭＰに変換させること」が、やはり最重要でしょう。

このようなことは、これまで耳にされることはなかったでしょうが、医学を含む最先端の科学の知見と半世紀に及ぶ臨床研究に基づき、私はそう確信する次第です。

体内にサイクリックＡＭＰが多くなればなるほど、身体の健康状態は高まります。細胞内、細胞外環境が整えられ、体内の代謝、細胞間連携が一層潤滑になるからです。

20

令和7年健康祭り2部での講演（抄録）

講演内容

一、老化は病気である。
二、健全なミトコンドリア分裂で健康に。
三、糖尿病を診断するために、75ｇＯＧＴＴの検査結果から、正常者の血糖は、少量のインスリンで賄っていることが判明。

２型糖尿病患者は、ほとんどが高インスリンであった。糖尿病体質は、この検査で治療経過が理解できる。
四、耐糖能異常は筋肉の量と質、インスリンの量と質が関与、その発見理論！
五、ミトコンドリア分裂を健全にする生活習慣
六、食べ過ぎ、適度な運動をしない人の高インスリン血症の特徴
七、４つの健康ホルモン

食べてばかりで、適度な運動をしない人 高インスリン血症にご注意ください

「残骸インスリン」とは、「インスリンの質」の研究により、私が「残存インスリン」につけた名称です。

食べてばかりで、適度な運動をしない人に、多く認められた高インスリン血症。75gOGTT検査、食後のインスリン測定により、この体質を発見することができます。

「ローマは一日にしてならず」

日々の努力不足が作ってしまった状態を、毎日の努力で改善していこう。

運動によって、筋肉が増加するとともに、骨が丈夫になる若返り。関節の中も改善。腱や筋を若返りさせて。

サイクリックAMPの増加によって、サイクリックGMPのセカンドメッセンジャーも増えることになります。結果的に血流が増進、細胞機能が高まります。

アディポネクチンが減少すれば、ミトコンドリアも、サイクリックAMPも減少していく

植物と動物は、ともに生物です。

細胞の中には、核及びミトコンドリアがあります。

動物は酸素を利用して酸化還元反応を行います。動物は「動く」「物」ですから適度な運動を必要としています。

植物は二酸化炭素を利用して、光合成によって酸素を排泄します。

インスリンの問題には、量と質があります。

①インスリン抵抗性（質）
②インスリン分泌不全（量）

糖尿病と診断されていない方にも、インスリンの質が不良であることがあります。

サイクリックＡＭＰを増やすと、筋肉も骨も脂肪代謝も血流も良くなっていきます。

これは身体のほぼ全てが良くなっていくと言えるでしょう。

セカンドメッセンジャーの理論が大切なので、セカンドメッセンジャーのここで必要な要点を述べます。

サイクリックＡＭＰは、セカンドメッセンジャーのリーダー役です。サイクリックＡＭＰが増えれば、細胞内の他のセカンドメッセンジャーも増えていきます。

75ｇＯＧＴＴの結果を整理しているとわかってくること。

高インスリン血症であるにもかかわらず、高血糖のままになっている方もおられます。

正常症例の多くは、少量のインスリンで、血糖値が正常です。

脂肪肝になれば、アディポネクチンが減少します。

アディポネクチンが減少すれば、ミトコンドリアも減少し、ＡＴＰ産生が低下し、サイクリックＡＭＰも減少していきます。

インスリン感受性を改善するには、インスリンの質を高めることが必要であると提唱してきました。

インスリンの質を高めるには、サイクリックＡＭＰを増やすことが必須であり、増幅経路を盛んにすることが必要です。

何から食べるか?!
及び、適度な運動が、とても重要

何から食べるかという食事の順番はとても重要なので、適度な運動とともに「新しい生活習慣」として提唱してきました。

低活性インスリンが増える1番の理由は、食べてばっかりで、適度な運動をしないことです。

インスリンには次の3つの作用があります。

新陳代謝を高める

細胞増殖

細胞タンパク合成

インスリンの分子は、二本の枝を持ちます。第1の枝は、おもに「新陳代謝」を行います。第2の枝は、「細胞増殖」「細胞タンパク合成」を行います。

適度な運動しない人の75gOGTTの検査を見ると、糖尿病と診断されていないのに、動脈硬化が進んでいたり、発がんの危険性が危惧されたりするケースが意外に多い。これらは実はインスリンの細胞増殖作用によるのです。

インスリンの質が悪いのを「低活性インスリン」と呼ぶことにしました。「低活性インスリン」は、質が悪いにもかかわらず、細胞増殖作用は強い。だから、血管平滑筋細胞が肥厚になってしまったり、新生幼若がん細胞が増殖してしまったりするのです。

適度な運動をしないとせっかく分泌されたインスリンの質が低下して「低活性インスリン」になり、病気になります。

病気になったなら、細胞レベルで考えて、薬を決めよう。

病気の原因を細胞レベルで考えると、運動が絶対に必要であることが理解できます。

私は、インスリンの質の低下、「低活性インスリン」について、長らく考えてきて、「細胞増殖」作用が少ないということに気づきました。

食べすぎによるインスリンの過要求。ミトコンドリアの量が足りていない、質が良くない。そのほか一連の増幅作用に関与するインクレチンの量、酵素の量、すなわちタンパク質の量などの諸因子を検討してきました。

これらはすべてインスリンの質に関わっています。インスリンの質がよければ、大量のインスリンがなくても十分にヒトを健康にすることができます。

食べ過ぎるとインスリンの過要求により「未熟インスリン」の放出 膵β細胞のカルシウムイオン細胞内流入による「インスリン分泌顆粒」の過剰産生

食べ過ぎて、血糖の過剰反応性を引き起こすと、インスリンの過要求につながります。その過要求に応じてインスリンを急速に作って放出すると、まだ良い状態ではない「未熟なインスリン」を、慌てて放出することになってしまう（そのまだ完全に熟成していないインスリンを、私は「未熟インスリン」と呼んでいる）。

食べ過ぎて、血糖の過剰反応性が引き起こされると、インスリン過要求による膵β細胞（膵臓のβ細胞）が、反射的にカルシウムイオンを細胞内に流入させ、「インスリン分泌顆粒」の過剰産生も行われます。これは惹起経路と呼ばれ、よく低血糖の合併症を起こすことが多いスルホニル尿素（Ｓｕ）剤の主な作用でもあります。

ミトコンドリアを若返りさせる方法

ミトコンドリアを若返りさせるには、ミトコンドリアを健全に保ち、その健全なミトコンドリアを分裂させればいいのです。そのためには、一般的には「生活習慣を改善する」ことであるとされています。

生活習慣とは、おもに食習慣と適度な運動の習慣ですが、私はミトコンドリアを若返りさせるには「寒さを我慢する」することと「空腹を我慢し、空腹時に運動をする」ことだとしています。

寒さを我慢している時は、エネルギーを増やさなければならないと身体が判断して、エネルギーをつくるミトコンドリアの分裂が盛んになります。その盛んに分裂するミトコンドリアが健全であるならば、元気で若いミトコンドリアがたくさん増えていくことになります。

空腹になると、エネルギーを作らなければならないと、元気で若いミトコンドリアを増やそうと努力するので、ミトコンドリアの分裂が盛んになります。

空腹時に筋トレをすると、「空腹」と「筋トレ」の両方が、ミトコンドリアの分裂を進めるように働くので、ミトコンドリアの分裂が盛んになります。新しくできたミトコンドリアは、もとのミトコンドリアが健全ならば、若く元気なミトコンドリアであり、ミトコンドリアが若返ることになります。

1、寒さを我慢する
①冷たい水を足元から膝までかける
②サウナ後の水かぶり
③岩盤浴後のクーリング

2、空腹時を活用する
①空腹になっても20～30分間我慢をする
②空腹になっても20～30分間我慢をし、その後すぐにタンパク質を摂る
③空腹になっても20～30分間我慢し、3分間筋トレをする
④空腹になっても20～30分間我慢し、3分間の筋トレのあとに、タンパク質を摂る

有酸素運動は、無酸素運動である筋トレの後に、タンパク質を食べてから行ってほしい、という理論になります。

ミトコンドリアのそのほかの幼若化促進法としては、次のような方法があります。

①温熱療法
②鍼灸療法
③光線療法
④乳酸菌培養分泌液
⑤幹細胞培養分泌液
⑥寒冷療法（足から膝に水をかける）
⑦空腹時運動療法
⑧断食療法

インクレチンとオステオカルシン、アディポネクチンは、共同してインスリンを増やしているのではないか

骨芽細胞から分泌されるオステオカルシンには、糖尿病や肥満などを予防、改善させる力があるようです。

オステオカルシンを作れないようにすると、内臓に多くの脂肪を貯める結果になったという動物実験の報告がありました。

オステオカルシンは、脂質に影響及ぼすようです。

オステオカルシンは直接に膵臓に働きかけて、インスリンの分泌を促す作用があることもわかりました。

インクレチンとオステオカルシン同士は、互いに増やし合うことがあり、それぞれがβ細胞に対して働き、共同してインスリンを増やしているようです。

そこで私は、アディポネクチンもおそらくインクレチンと同様の関係ではないかと考えました。

インクレチンやオステオカルシンとともに、直接に膵臓のβ細胞の細胞膜から、レセプターを通じて細胞内に入り、アデニール酸シクラーゼを活性化し、ミトコンドリア産生のATPをサイクリックAMPに変換していると考えたのです。（これは私の見解です。）

インクレチンは、食事系ファーストメッセンジャーです。

アディポネクチン、マイオカイン、オステオカルシンは、運動系ファーストメッセンジャーです。

この4つのファーストメッセンジャーは、お互いに相手を刺激しあって増やしあっている、相乗効果を発揮していると、私は考えています。

基礎代謝と筋肉について

基礎代謝の4割ほどが筋肉に頼っています。身体が休んでいても、眠っていても酸素を使って糖代謝、脂質分解などを盛んに行っています。

サイクリックAMPは、セカンドメッセンジャーの親玉ATPが変換されたサイクリックAMPが多ければ多いほど、体の健康度はアップします。

サイクリックAMPが増えると、血流が活発になり、新陳代謝が高まります。サイクリックAMPは、健康ホルモンが転換されるときに大いに作られ、利用されます。「未熟インスリン」の質は低いので、量でカバーして高血糖を正常化にさせようとするのですが、うまくいきません。それどころか、大量に動員された「未熟インスリン」により「高インスリン血症」になることもよくあります。

全てがミトコンドリアの機能を高めるために考案されているように見える。

人間の老化は、病気の1つの表れであると捉える必要があります。

10分以上同じ姿勢で座っていると、立ち上がるときに痛みを感じます。それは、炎症性サイトカインが多く発生しているからです。炎症性サイトカインは、老化物質であるといわれています。しかし、だれもが同じように老化していくわけではありません。

老化は病気の1つのようなものなので、予防することができます。治すこともできます。最近では、若返ることだって不可能ではないと言われはじめています。

埼玉糖尿病研究会にこのようなものを提出した（抄録）

多数の75ｇＯＧＴＴの結果及び患者の体組成、レプチン、アディポネクチン、オステオカルシンについての検討

我々は、糖尿病の早期診断をするために、積極的に75ｇＯＧＴＴを実施している。食前高血糖、食後高血糖、食前高インスリン、食後高インスリン、食前高Ｃペプチド、及び食後のＣペプチドの分泌量などを研究、検討した。

また、インクレチン作動薬により、著明に改善した症例に再度75ｇＯＧＴＴを行い、改善した要因なども検討した。

さらに、75ｇＯＧＴＴの結果に患者の体組成、レプチン、アディポネクチン、オステオカルシンを検討も行った。

糖尿病患者の合併症に高インスリン血症の関与について、検討などの私見を報告する。

TBSテレビ「朝ズバッ！」（2012年10月）

日本テレビ「ZIP」（2012年10月）

テレビ東京「L4YOU ！」（2013年1月・2015年4月・2015年11月）

TBSテレビ「はなまるマーケット」（2013年2月）

テレビ東京「ソロモン流」（2013年6月）

BS11「ドクターニッポン！今日の健康ワンポイント」（2014年9月）

TBSテレビ「ごごネタ！」（2015年4月）

フジテレビ「とくダネ！」（2015年12月）

テレビ朝日「林修の今でしょ！講座」（2016年3月）

TBSテレビ「サタデープラス」（2016年4月）

テレビ東京「主治医が見つかる診療所」（2017年5月）

TBSテレビ「あさチャン！」（2018年10月）

BSテレビ東京　カンニング竹谷の「新しい人生始めます」ゴキブリ体操（2019年5月）

BS　NHK 美と若さの新常識　からだのヒミツ　カラオケと健康法（2019年10月）

BS12　山岸信美のミュージックス倶楽部（2023年4月22日～25日）

<テレビ出演>

TBSテレビ「スパスパ人間学」（2002年4月）

日本テレビ「おもいっきりテレビ」（2003年3月・2006年2月・2007年7月）

BS-TBS「健康DNA」-体力と気力-（2006年3月）

フジテレビ「エチカの鏡」（2010年7月・2010年9月）

テレビ東京「所さんの学校では教えてくれないそこんトコロ！」（2010年11月）

テレビ朝日「報道ステーション」（2010年12月）

テレビ朝日「やじうまテレビ！」（2010年12月・2011年10月・2011年12月）

フジテレビ「めざましテレビ」（2010年12月・2012年6月・2012年9月）

フジテレビ「FNNスーパーニュース」（2011年1月・2011年10月・2011年11月・2012年9月）

テレビ東京「たけしのニッポンのミカタ」（2011年7月）

テレビ東京「これで10歳若返り！カラダ年齢クリニック（特番）」（2011年9月）

フジテレビ「ニュースJAPAN」（2011年9月・2011年12月）

TBSテレビ「カラダのキモチ」（2011年11月）

テレビ朝日「モーニングバード」（2011年11月）

NHK「首都圏ネットワーク」（2011年12月）

TBSテレビ「私の何がいけないの（特番）」（2012年3月）

BS-TBS「なるほど！ホームドクター」（2012年9月）

2003年7月9日から、みのもんたさんの「思いっきりテレビ」に、「警告・夏たまる体内毒　簡単に追い出す解毒法」、「ゴキブリ体操」「健康カラオケ」と3回出演しました。その後、都内のホテルでばったり会ったとき、まるで友人に会ったときのように、すごく気さくに挨拶をしてくれました。

ほんとうに嬉しく思いました。

みのもんたさんは、日光から戻ってスタジオに入り、たった5分ほどでスーツに着替え、その日の原稿を読み、ディレクターと打ち合わせをし、本番に臨まれるのですが、ほとんどアドリブで進行されました。対する私もアドリブとなり、楽しい時間となりました。

パーキンソン病を患い、牛タンを喉に詰まらせたと聞きました。パーキンソン病は、いまや幹細胞培養分泌液で改善できる時代です。

残念に思います。

積極的に治療の研究を行なっていく決意をここに述べ、追悼の言葉に代えさせていただきます。

糖尿病治療革命
ミトコンドリア及び４つの健康ホルモン
ファーストメッセンジャー
本当の「健康」そして「長寿」に

２０２５年４月１日　初版第１刷発行
著　者　　周東　寛
発行所　　ＩＣＩ．アイシーアイ出版
東京都豊島区千早３-３４-５
TEL&FAX ０３-３９７２-８８８４
発売所　　星雲社（共同出版社・流通責任出版社）
郵便番号１１２-０００５　東京都文京区水道１-３-３０
TEL ０３-３８６８-３２７５　FAX ０３-３８６８-６５８８
印　刷
製本所　　モリモト印刷

ISBN ９７８－４－４３４－３５６８５－８　Ｃ００４７
定価はカバーに表示してあります。